预防老年跌倒社区综合管理实用技术

主编 徐 燕 周金意

东南大学出版社
SOUTHEAST UNIVERSITY PRESS
·南京·

图书在版编目(CIP)数据

预防老年跌倒社区综合管理实用技术 / 徐燕，周金意主编. — 南京：东南大学出版社，2024.11.
ISBN 978-7-5766-1661-3
Ⅰ．R592.01
中国国家版本馆 CIP 数据核字第 20241A9U41 号

责任编辑：郭 吉　　责任校对：张万莹　　封面设计：余武莉　　责任印制：周荣虎

预防老年跌倒社区综合管理实用技术

Yufang Laonian Diedao Shequ Zonghe Guanli Shiyong Jishu

主　　编	徐 燕　周金意
出版发行	东南大学出版社
出版人	白云飞
社　　址	南京市四牌楼 2 号　邮编：210096
网　　址	http://www.seupress.com
电子邮箱	press@seupress.com
经　　销	全国各地新华书店
印　　刷	南京京新印刷有限公司
开　　本	787 mm×1092 mm　1/16
印　　张	10.75
字　　数	260 千字
版　　次	2024 年 11 月第 1 版
印　　次	2024 年 11 月第 1 次印刷
书　　号	ISBN 978-7-5766-1661-3
定　　价	59.00 元

本社图书若有印装质量问题，请直接与营销部联系，电话：025-83791830。

《预防老年跌倒社区综合管理实用技术》
编委会

主　　编：徐　燕　周金意
副 主 编：张永青　杜文聪　唐　伟
编　　委：吴　洵　郑慧芬　李　东　武建海　张佩斌
　　　　　陆　艳　沈建新　林　玲　韩颖颖　赵建华
　　　　　张德坤　于　蕾　杨冰沫
绘　　画：华　姜

前言 PREFACE

《2023年度国家老龄事业发展公报》显示,截至2023年末,我国60岁以上老年人口已达2.97亿,占全国总人口的21.1%。人口老龄化现象的背后是日益增长的老年健康相关问题及社会经济负担。积极应对人口老龄化,保障老年人健康与安全,让更多老年人老有所安,事关国家发展全局、社会和谐稳定,也是中国式现代化的应有之义。随着年龄增长,老年人的平衡能力、反应能力会不断下降,发生跌倒的风险不断升高,跌倒已成为我国老年人发生率最高的伤害类型,也是老年人因伤害就诊、发生骨折、因伤害死亡的首位原因。因此推行预防老年跌倒社区综合管理实用技术、尽早开展预防老年跌倒工作至关重要。

老年人跌倒由诸多潜在危险因素共同作用所致,其发生是可以预防和控制的。目前,国内外已有大量科学实践证实科学的、有针对性的防制措施对预防老年跌倒成效显著。因此,采取社区综合管理实用技术是预防老年人跌倒的发生发展、减轻跌倒所致疾病负担、提高老年人生存质量的主要措施,也是增进老年人福祉的重要民生项目,更是推进健康中国建设的关键一环。《"健康中国2030"规划纲要》《健康中国行动(2019—2030年)》《"十四五"健康老龄化规划》等政策性文件明确提出了加强预防和干预老年人跌倒的要求。预防老年人跌倒要坚持"政府—社会—个人"多元主体共治的医防融合体系,以基层为平台,织牢老年群众生命健康的保护网,强化健康生活方式指导,从而形成老年人自我管理、降低跌倒发生风险的美好愿景。

本书以贯彻预防为主、关口前移的卫生与健康工作方针为指引,结合中国国情,综合国内外预防老年人跌倒的科学先进经验,系统介绍了老年人跌倒的危害、主要危险因素、运动安全知识、运动锻炼方法、综合防控措施等内容,重点指导危险因素干预及跌倒应急处置等方面,对预防老年人跌倒和减轻跌倒伤害严重程度、保护老年人生命安全具有重大意义。本书可供卫生行政部门、各级疾控中心慢性病防控人员、社区医护人员在开展预防老年跌倒社区综合防控工作时参考,也适合社区居民、老年人群自学。书中存在的不足之处,敬请广大读者批评指正。

编者
2024年10月

目录

第一章　跌倒定义和老年跌倒的流行病学特征 ·········· 001

　第一节　跌倒定义 ·········· 002

　第二节　老年跌倒的流行情况 ·········· 003

　第三节　老年跌倒的危害 ·········· 003

第二章　老年人跌倒的危险因素及风险评估 ·········· 005

　第一节　生物因素 ·········· 006

　　一、疾病 ·········· 006

　　二、认知障碍 ·········· 007

　　三、步态异常 ·········· 008

　　四、平衡能力差 ·········· 008

　　五、肌肉力量弱 ·········· 008

　　六、感知觉 ·········· 009

　　七、跌倒史 ·········· 009

　第二节　行为因素 ·········· 010

　　一、药物因素 ·········· 010

　　二、过量饮酒 ·········· 011

　　三、冒险行为 ·········· 011

　　四、缺乏身体活动 ·········· 011

　　五、害怕跌倒 ·········· 011

　　六、穿不合适的衣物和鞋 ·········· 012

　　七、未使用或未正确使用助行工具 ·········· 012

　第三节　环境因素 ·········· 012

　　一、室内环境 ·········· 012

　　二、室外环境 ·········· 013

第四节　社会经济因素 ··· 014
一、收入低 ·· 014
二、教育水平低 ·· 014
三、独自居住 ··· 014
四、缺乏社会互动 ·· 014
五、资源与服务可及性差 ···································· 015

第五节　跌倒风险的评估 ··· 015
一、综合评估 ··· 015
二、躯体功能评估 ·· 018
三、心理评估 ··· 020
四、环境评估 ··· 021

第三章　老年人跌倒的预防 ·· 029

第一节　健康教育 ·· 030
一、核心信息 ··· 030
二、健康教育的对象 ··· 031
三、健康教育的内容 ··· 032
四、健康教育的形式 ··· 033

第二节　运动锻炼 ·· 034
一、老年人健身运动原则 ···································· 034
二、运动干预 ··· 035
三、练习示例 ··· 039

第三节　疾病预防 ·· 043
一、视力下降 ··· 043
二、骨质疏松 ··· 049

第四节　帕金森病 ·· 054
一、疾病介绍 ··· 054
二、患者跌倒现状 ·· 055
三、患者发生跌倒的因素 ···································· 055
四、家庭中如何早期发现患者有跌倒风险 ············ 057
五、社区医师如何对患者跌倒进行风险评估和家庭指导 ············ 057
六、针对跌倒评估和治疗方面的新进展 ··············· 058

第五节　规范用药 ·· 058
　一、老年人用药原则 ·· 058
　二、用药综合评估及调整 ·· 059
　三、药物相关性跌倒因素 ·· 060
　四、老年用药健康教育 ··· 062

第六节　生活环境改造 ·· 062
　一、住宅室内环境改善措施 ··· 063
　二、社区环境改善措施 ··· 065

第七节　社会支持 ·· 066
　一、政府主导，制定政策，完善工作网络 ·· 066
　二、卫健部门加强健康教育和科普宣传，提供可及性医疗服务 ···················· 067
　三、其他部门协同开展医养结合、社区照护、环境改善 ····························· 067

第四章　老年人跌倒后处置 ·· 075

第一节　老年人如何自救 ··· 076
　一、老年人自救 ··· 076
　二、老年人跌倒后自己如何起身 ·· 077

第二节　周围人的救助 ·· 078
　一、老人意识清楚，应询问受伤部位、受伤时间以及目前情况 ···················· 079
　二、老人意识不清，应立即进行紧急处理，并及时送医 ····························· 080

第三节　跌倒后常见不同损伤的处理 ··· 080
　一、不同损伤程度的处理 ·· 080
　二、老年人常见部位骨折的处理 ·· 081

第五章　老年人跌倒后的营养支持（肌少症） ··· 085

　一、流行病学 ·· 086
　二、诊断 ·· 086
　三、肌少症的营养治疗 ··· 087

第六章　预防老年跌倒自我管理小组活动课程 ··· 091

第一次小组活动 ·· 092
第二次小组活动 ·· 102
第三次小组活动 ·· 110

  第四次小组活动 ··· 116
  第五次小组活动 ··· 123
  第六次小组活动 ··· 129
  第七次小组活动 ··· 136
  第八次小组活动 ··· 143
  第九次小组活动 ··· 146
  第十次小组活动 ··· 150

第七章　预防老年人跌倒自我管理小组案例分享 ································ 155
  案例一：分享第一次防跌倒小组活动经验——吴江区 ··························· 156
  案例二：分享第十次小组防跌倒小组活动经验——东台市 ······················ 159

01 | 第一章
跌倒定义和老年跌倒的流行病学特征

第一节　跌倒定义

跌倒(Falls)是指突发的、不自主的、非故意的体位改变,倒在地上或更低的平面;或是因摔倒、滑倒、绊倒或者从水平面上的跌落;也指从一个平面落到另一个平面上或跌落入洞中或其他开放有口的表面。

世界卫生组织《疾病和有关健康问题的国际统计分类 ICD-10》(第十次修订本)对"跌倒"的分类包括下列情况:

(1) 在涉及冰和雪的同一平面上跌倒;

(2) 在同一平面上滑倒、绊倒和摔倒;

(3) 涉及溜冰、滑雪、滑旱冰或滑雪时的跌倒;

(4) 由于被别人碰撞或推动引起的在同一平面上的其他跌倒;

(5) 在被他人运送或搀扶时跌倒(包括在被运送时意外坠落);

(6) 涉及轮椅上的跌倒;

(7) 涉及床上的跌落;

(8) 涉及椅子上的跌落;

(9) 涉及其他家具上的跌落;

(10) 涉及运动场设施上的跌落;

(11) 在楼梯和台阶上跌倒和跌落;

(12) 在梯子上跌倒和跌落;

(13) 在脚手架上跌倒和跌落;

(14) 从房屋或建筑结构上跌落或跌出;

(15) 从树上跌落;

(16) 从悬崖上跌落;

(17) 潜水或跳水引起的损伤,除外淹溺和沉没;

(18) 从一个平面至另一平面的其他跌落;

(19) 在同一平面的其他跌倒;

(20) 未特指的跌倒。

不包括:(1) 被别人加害;(2) 故意自杀;(3) 跌落(入)(自):① 牲畜;② 燃烧的建筑物;③ 入火焰;④ 入水中(伴有淹溺或沉没);⑤ 机械(运转中);⑥ 运输车辆。

第二节 老年跌倒的流行情况

跌倒是一个重要的公共卫生问题，尤其是老年人。在全球范围内，自1990年以来，因跌倒而死亡的总人数和伤残调整寿命年（DALY）均呈稳步上升趋势。随着全球老龄化的加剧，老年跌倒发生率尤其严重。据报道，在社区老年人中，30%的65岁以上老年人和50%的85岁以上老年人每年至少发生一次跌倒。一项综合了54个横断面研究的Meta分析结果显示，中国老年人跌倒发生率平均为19.3%（95%CI：16.9%～21.6%）。其中男、女性老年人跌倒发生率分别为16.1%、21.9%；60～69岁、70～79岁、80岁以上分别为16.3%、21.7%、27.3%；华北、华南、华东、西南、华中地区分别为16.6%、17.9%、18.7%、22.0%、25.8%；城市、农村分别为16.4%、23.1%；有、无配偶分别为24.2%、26.8%；独居、非独居老年人跌倒发生率分别为21.1%、17.8%；有、无锻炼习惯的老年人跌倒发生率分别为22.1%和27.1%。

2015—2018年全国伤害监测系统显示，60岁以上老年人跌倒发生的高峰时间段在10:00—10:59，发生地点以家中（56.41%）、公路/街道（17.24%）、公共居住场所（14.36%）为主。跌倒造成受伤前三位分别是挫伤/擦伤（42.17%）、骨折（31.79%）和扭伤/拉伤（14.62%）。受伤部位依次是下肢（31.38%）、头部（22.46%）和躯干（20.71%）。

第三节 老年跌倒的危害

跌倒是我国65岁以上老年人因伤害死亡的首位原因。老年人意外伤害死亡中有23%～40%是由于跌倒造成的。跌倒造成的伤害主要有脑挫伤、硬脑膜血肿、关节脱位、撕裂伤、骨折等。有研究表明，跌倒导致的骨折发生率为4%～21%，30%～50%的跌倒导致轻微的瘀伤或撕裂伤，5%～10%的跌倒导致重大伤害如骨折或创伤性脑损伤。据美国疾病预防控制中心报告，每年65岁以上老年人中有超过80%的创伤性脑损伤是由跌倒造成的。

跌倒不仅影响身体活动，而且影响生活质量，消耗大量的医疗资源，带来医疗、康复及支持性服务支出的增加，造成家庭和社会负担。跌倒造成老年人日常活动受限，从而导致身体移动能力降低、肌肉功能弱化、和朋友或亲人的社交减少，甚至造成残疾和死亡。

参 考 文 献

[1] 世界卫生组织. 疾病和有关健康问题的国际统计分类 ICD-10:第一卷[M]. 董景五,等译. 北京:人民卫生出版社,2008.

[2] 陆治名,汪媛,叶鹏鹏,等. 2015—2018年全国伤害监测系统中老年人跌倒/坠落病例分布特征[J]. 中华流行病学杂志,2021,42(1):137-141.

[3] 中国疾病预防控制中心慢性非传染性疾病预防控制中心,国家卫生健康委员会统计信息中心. 2021年中国死因监测数据集[M]. 北京:中国科学技术出版社,2022.

[4] GILL T M,MURPHY T E,GAHBAUER E A, et al. Association of injurious falls with disability outcomes and nursing home admissions in community-living older persons[J]. American Journal of Epidemiology,2013,178(3):418-425.

[5] XU Q M,OU X M,LI J F. The risk of falls among the aging population:A systematic review and meta-analysis[J]. Frontiers in Public Health,2022,10:902599.

[6] 蔡伦,林岑,周藟,等. 老年人跌倒的公共卫生研究进展[J]. 中国老年学杂志,2018,38(9):2265-2268.

[7] 康宁,于海军,陆晓敏,等. 中国老年人跌倒发生率的Meta分析[J]. 中国循证医学杂志,2022,22(10):1142-1148.

02 | 第二章
老年人跌倒的危险因素及风险评估

老年人跌倒相关的危险因素可分为内在危险因素和外在危险因素两大类。老年人跌倒的发生是多种因素相互作用的结果。一个老年人拥有的危险因素越多,其发生跌倒的可能性越大,已有400多个危险因素被证实与跌倒相关。WHO把老年人跌倒的有关危险因素分为生物因素、行为因素、环境因素和社会经济因素四类。

第一节 生物因素

老年人发生跌倒的生物高危因素有高龄、女性、慢性病、急性病、认知障碍、步态异常、平衡能力差、肌肉力量弱、视力不良和跌倒史等,而年龄、性别、种族等对个体而言是不可改变的危险因素,所以更应关注可改变的危险因素,从而去控制以达到预防老年人跌倒的发生。

一、疾病

老年人的健康是社会老龄化必须面对的问题,此类人群易患各种慢性病,且具备起病隐匿、病程长、病种多、病情复杂等特点。慢性病对老年人心理和生理都有重要影响,因慢性病所致的不适症状如身体虚弱、关节功能不全等均可使病人活动能力和应对环境中跌倒隐患的能力降低,增加老年人跌倒的风险。住院老年慢性病患者跌倒的发生率为28.5%,患有3种及3种以上慢性病是跌倒发生的重要因素,而且所患慢性病种类越多,跌倒的可能性越大。跌倒是多种因素相互作用的结果。有慢性病的老年人跌倒发生率远高于无慢性病者。进一步分析发现帕金森病、眩晕症、关节炎、糖尿病、心脑血管病这五种慢性病相对其他慢性病危险性更高。某些慢性病(如慢性阻塞性肺气肿、糖尿病、心力衰竭、呼吸衰竭、冠心病、心肌梗死、脑梗死等疾病)易造成老年患者精神萎靡,周身乏力,行动不便,甚至意识模糊;高血压、冠心病、糖尿病、脑血管病等慢性病会导致老年人下肢肌力下降,关节活动受限,身体活动不够协调,感到举步维艰、脚抬不高、步态缓慢及不稳,降低个体行进间的稳定性,从而引发跌倒的风险。

1. 帕金森病

有帕金森病史是老年人跌倒发生的重要影响因素,帕金森病会影响患者感觉、认知能力、反应时间、反应能力、肌肉力量、肌张力、步态、平衡能力及协调能力,从而增加跌倒的危险性。

2. 心血管疾病

心血管疾病患者跌倒亦多见,如高血压、冠心病、心律失常、心力衰竭等,这些疾病会导致患者存在不同程度的心脏血氧供应不足,患者时常表现出头晕目眩、意识障碍等突发症状而发生跌倒。心脑血管病引起的运动、感觉和平衡功能等障碍增加了老年人跌倒的危险性。高血压患者会产生头痛眩晕感,会导致跌倒的发生。高血压病人压力感受器介导的心率增加和血管收缩作用减弱,肾脏水盐调节作用失调,心脏充盈不足,直立性低血压危险性显著增加。20%的80岁以上老年人会出现血压过低的情况,有跌倒风险的高血压老年人会表现为舒张压降低和脉压增加,90%案例中的低血压是由舒张压降低引起的。长期反复血压下降使脑血流降低,导致脑供血进一步降低而产生跌倒。另外高脉压差可能与少肌症有关,从而增加跌倒危险。老年脑血管病患者因体质差,行动缓慢,平衡功能下降,反应迟钝,以及步态不稳等,更容易出现跌倒的情况。很多患有脑血管疾病的老年人,脑功能受损也是导致跌倒的主要原因。脑卒中引起的平衡感觉缺失、空间定位障碍及步态异常是跌倒的重要危险因素。脑卒中常导致感觉功能减退或缺失,中枢和周围神经系统控制能力下降,引起关节神经肌肉控制减弱,导致功能性关节不稳,对人体平衡产生影响,且脑卒中会使患者产生视野缺损、视力减退,以及偏侧忽略和视空间障碍,感知觉功能下降,触觉能力减退,神经传导和中枢整合能力下降,更易发生跌倒。此外脑卒中引起的肢体偏瘫会导致移动能力障碍,如肌肉虚弱、运动速度和控制能力下降以及反常的运动模式,使跌倒的危险性增加。

3. 糖尿病

糖尿病患者的并发症糖尿病足病变会损伤足部,致使稳定性下降、行走距离减少、足底感觉缺失、行走缓慢,增加跌倒风险。

4. 抑郁症

抑郁是老年人跌倒的独立危险因素,抑郁患者通常表现为情绪低落,对日常活动丧失兴趣,不愿意参加社会活动,精力减退,不愿积极主动锻炼身体,精神运动迟滞或激越,此种心境下易导致跌倒发生。

5. 眼病

老年人眼部疾病如白内障的发生,会降低老年人对环境的辨别能力,造成老年人在日常生活中视物不清,从而增加在行走、起居、家务等活动过程中跌倒的风险。因此,视力障碍的老年人是跌倒的高风险人群。

二、认知障碍

老年人发生跌倒的另一危险因素是认知状况下降。老年人认知功能减退很常见,可见于痴呆、谵妄、抑郁、语言障碍、注意力不集中、文化水平低等人群中。患有认知功能障碍的患者往往会出现定向力障碍或判断能力不足,难以对外界环境变化作出及时反应,从而增加跌倒的风险。认知功能下降的患者,其姿势控制能力欠佳,无法对危险做出正确的把控,从而容易发生跌倒。老年人认知注意力功能衰退与失衡跌倒直接相关。据报道,60岁以上约有30%的老年人易发生跌倒的原因是老年人位置觉感受器敏感性减退或平衡觉失调。

三、步态异常

老年人跌倒风险与其步态存在相关性。60岁以上老年人中15%存在步态异常,而85岁之后仅有18%的老年人步态正常。特别是老年人行走多缓慢踱步,步幅短且不连贯、踝关节背屈差、髋关节伸展能力小、脚无法抬到某个适合高度等均可导致跌倒风险增加。老年人神经系统控制力下降,姿势控制能力降低,同时老年人下肢协调能力下降,反应时间延长,不能及时发现风险并作出正确反应,从而增加跌倒风险。

四、平衡能力差

平衡是指机体存在的姿势或稳定状态,是在运动或者受到外力作用时能调整并维持姿势的一种能力。平衡功能下降是发生跌倒的主因之一。平衡能力差的老年人跌倒风险会增加3倍,60岁是平衡能力强弱的分界线,此后每10年可下降16%以上。评估老年人的平衡能力可有效预测其跌倒的发生,而动态平衡测试相较于静态平衡测试能更好地评估跌倒的风险。一项针对平衡训练对老年人跌倒情况的分析表明平衡训练可有效提高老年人平衡能力并减少老年人跌倒的发生。步行转身平衡能力差也是发生跌倒的危险因素之一。日常生活能力的受损将影响老年人平衡功能,因此社区居家老年人在平地行走、上下楼梯等活动中更容易跌倒。

五、肌肉力量弱

随着年龄的增长,老年人的生理功能会出现一系列的衰退,老年人维持肌肉骨骼运动系统的生理功能减退,造成步态的协调性下降,平衡能力降低,以及肌肉力量减弱,导致跌倒的危险性增加。约53%的老年人发生跌倒与平衡能力降低有关,下肢力量和人体平衡功能密切关联,股四头肌肌力降低可增加跌倒风险。

肢体乏力者发生跌倒的危险性可增加5倍,老年人由于骨骼肌的衰老和萎缩,肌力下降,肌肉萎缩,进而引起运动耐力、平衡功能下降,步态缓慢等,尤其是患有下肢肌肉减少症的老年患者,发生跌倒的风险是正常人的2～3倍。

下肢肌肉骨骼系统结构、功能的退变如肌纤维减少、肌力下降或相关疼痛,均可导致老年人行走时抬脚举步不高,步速缓慢及步态不稳,继而引发跌倒风险。尤其是下肢肌力中髋外展肌、膝伸肌和踝背屈肌的肌力下降与跌倒之间具有显著性关联。

有老年人步速、握力与跌倒风险的前瞻性队列研究发现低握力可使社区老年人群跌倒风险增加。

老年人因膀胱括约肌松弛及既往多胎生产史等原因易出现小便自控能力障碍,而老年人泌尿系统感染高发等因素易导致尿频、尿急、尿失禁等症状,在其匆忙去洗手间时会增加跌倒的危险性。因此,尿失禁也是跌倒的独立危险因素。

六、感知觉

老年人在视觉、听觉、前庭功能、触觉及本体感觉等方面都有下降,判断外界环境的能力减弱,也增加了跌倒的发生风险。由于老年人年龄大,机体活动能力下降,身体各个器官的机能下降,无法对自己进行评估,如老年患者的听力、视力、走路的稳健能力、身体的灵活性都不足以支撑老年人的整个活动,老年人生活自理能力和自我护理能力减弱,加之疾病的折磨,因此,易发生跌倒危险。

伴有视力障碍的老年患者更易发生跌倒,其原因可能为身体机能老化或疾病原因导致视力下降等障碍,视力调节能力和视觉信息处理能力下降,使其在维持体位平衡时受到影响,增加跌倒的危险性。视力异常是老年人发生跌倒的危险因素,视觉有利于人体判断其所处环境的潜在危险,任何视觉通路中的问题都会增加其跌倒的风险。视力障碍是老年人跌倒发生及跌倒后致伤的重要危险因素,听力障碍的老年人跌倒风险也显著增加。

七、跌倒史

国内外多项研究均表明跌倒史是影响住院老年患者跌倒的危险因素。2/3 有过跌倒史的患者会再次发生跌倒,其可能与跌倒后产生的跌倒恐惧和活动受限有关。同时,引发患者曾发生跌倒的原因也应值得关注,跌倒史并非跌倒发生的诱因,而是对患者存在跌倒危险的一个警示。既往有跌倒史的老年患者住院期间发生跌倒的风险是无跌倒史的 4.95 倍。年龄增长可致机体平衡协调能力和对周围环境的应激反应能力下降。在日常工作中,应注意有跌倒史患者发生跌倒的潜在因素,从而采取有效的措施避免跌倒发生。

第二节　行为因素

行为的基本意思是举止行动，是指受思想支配而表现出来的外表活动，如做出的动作、发出的声音、作出的反应。引起老年人跌倒的行为因素有药物因素、过量饮酒、冒险行为、缺乏身体活动、害怕跌倒、穿不合适的衣物和鞋等等。行为因素是潜在的和可修复的，恰当的干预可以使老年人改变危险的行为。

一、药物因素

由于老年人患慢性疾病，长期需要药物治疗，如镇静剂、利尿剂、联合降压药物，以及患者私自多服、漏服、错服药物后产生的反应都容易导致患者跌倒事故发生。高龄、患有慢性病的居家老年人多因长期慢性病导致自身机体功能减退，而慢性病病程长，长期治疗可能存在一定的药物副作用，进一步影响机体机能，导致跌倒风险增加。

（1）多数中枢神经系统药物与老年人跌倒相关，并能使跌倒风险增加2～3倍。很多药物可以影响人的神智、精神、视觉、步态、平衡等方面而引起跌倒，例如抗焦虑药、镇静安眠药、抗精神病药、抗抑郁药等。

（2）心血管疾病患者长期服药，药物的副作用易引起体位性低血压及电解质紊乱等问题而增加患者跌倒的风险。作用于心血管系统的药物包括降压药物、抗心律失常药物、治疗慢性心功能不全药物等，可引起心血管系统的不良反应，如低血压、心动过速。同时该类药物导致的神经性水肿、头痛、血钾异常等不良反应，也对患者跌倒的发生有较严重影响。使用抗心律失常药物可能会引起神经系统反应，导致跌倒的发生。

（3）在使用胰岛素及其类似物和口服降血糖药期间，如果使用过量或进食不佳，可导致患者发生低血糖，会出现头晕、共济失调、昏迷、震颤等症状而导致跌倒的发生。使用利尿剂可能会导致患者多次起身排尿，从而增加跌倒的危险性。

药物对跌倒的影响具有双向作用，相关疾病得到药物治疗后可减少跌倒发生率。但药物的使用不当，包括剂量问题、不良反应等则会增加跌倒的风险。《中国老年人跌倒干预技术指南》指出，服用4种以上药物是老年人跌倒的危险因素之一。多数老年人会患多种慢性疾病，导致同时联合服用多种药物，用药种类越多，跌倒的风险越大。老年慢性病患者长期服药，药物因素在跌倒的发生中有重要作用。同时使用3种或以上药物被认为是老年人跌倒的一个重要危险因素；每天服用4种及以上药物会增加跌倒的风险；服用5种及以上药物的老年人跌倒发生率为44.12%，跌倒致中度以上伤害的占66.67%。

二、过量饮酒

过量饮酒可以增加老年人跌倒发生的风险。饮酒后,人体的判断力和抑制力降低,视觉、注意力和警觉性下降,反应时间延长,反应变得迟钝,协调能力削弱,肌肉力量减少,姿势控制能力减弱,平衡和运动能力均会削弱,跌倒风险上升。每增加 10 克酒精摄入,跌倒风险增加 1.29 倍。根据药代动力学理论,老年人血液中的酒精含量往往高于饮用等量酒精的年轻人,并影响其步态、平衡性,从而增加跌倒的风险。

三、冒险行为

对于老年人而言,冒险行为是一个相对的概念。由于老年人的感觉、运动系统功能下降,一些强度大、有一定危险性的运动或日常行为可能增加老年人的跌倒风险。老年人个性好强,常有不服老和不愿麻烦别人的心理,对一些力所不及的事情也要自己尝试去做。老年人"不服老"的心理、高估自己运动能力和不适当的康复行走锻炼是发生跌倒的主要原因,例如爬梯子、站在不稳的椅子上、弯腰、进行激烈的或对抗性强的运动、骑电动自行车等。

四、缺乏身体活动

进入老年阶段后,人体进入衰老阶段,各系统的生理功能普遍出现逐渐衰退的现象。老年人如果以静态生活方式为主,缺乏身体活动,则不能对骨骼肌肉、感觉、中枢等系统产生适当的刺激和锻炼,更容易发生跌倒。老年人规律、适度地进行中等强度的身体活动可以改善平衡功能,提高身体运动能力和反应能力,对肌肉、骨骼、关节有益,可降低跌倒发生风险。

因此,参加体育锻炼是老年人发生跌倒的保护性因素。运动对肌肉衰减综合征具有积极的治疗效果,是提高老年人身体功能和生活质量的重要手段。合理的体育锻炼能够增强老年人腿部力量,改善平衡,减少跌倒发生。预防居家老年人跌倒还要根据社区及患者实际情况寻找最有效的方法。国内普遍认可太极拳运动可提高老年人平衡能力和下肢肌肉力量,是老年跌倒防治的优先运动选项与干预措施,有助于老年跌倒的预防。同时肌肉力量的训练也可以减少骨质疏松的发生,降低跌倒所致骨折等严重后果的发生。

五、害怕跌倒

害怕跌倒是老年人发生跌倒的危险因素之一。害怕跌倒的心理促使老年人减少活动,造成机体功能减退,进一步增大了跌倒的概率。害怕跌倒与活动受限程度呈正相关,提示老年患者害怕跌倒的程度越严重,活动受限程度就越高,而限制活动本身也为跌倒的危险因素，可导致肌肉萎缩、平衡能力下降等。无论有或没有跌倒经历的老年人跌倒恐惧的发生率均达到50%。老年人跌倒恐惧的发生率为3%~85%，没有跌倒史的老年人约50%有跌倒恐惧，有跌倒史的老年人发生跌倒危险性是无跌倒史的26.4倍。有过跌倒史的老年人往往会产生跌倒恐惧的心理，通常害怕再次跌倒导致受伤、住院、残疾等，因惧怕跌倒而限制自己活动范围与活动量，这样会导致老年人身体功能障碍继而增加跌倒风险，从而形成恶性循环。

害怕跌倒是一种跌倒后综合征，也被称为恐惧跌倒。跌倒是害怕跌倒的危险因素，同时害怕跌倒也是老年人跌倒的危险因素，这一发现已得到国内外研究的证实。

六、穿不合适的衣物和鞋

穿着不适当的衣服和鞋也是造成老年人跌倒的危险因素。合适的鞋子应具备低鞋跟、合脚、防滑、松紧适度等特点。老年人不穿鞋或穿鞋底不防滑、鞋跟过高等不合适的鞋子都可能增加跌倒的风险。老年人跌倒往往是各种因素综合作用的结果，其中鞋子合脚防滑是不可缺少的保护因素之一。穿着不合适的衣裤也是老年人跌倒的原因之一。

七、未使用或未正确使用助行工具

老年患者或者居家生活中很多人需要使用助行器作为行走的辅助用具，正确使用助行工具可以有效预防老年人跌倒。未使用或未正确使用助行工具，不恰当地使用辅助工具等会造成跌倒的发生，如病床或轮椅的刹车不固定、病床未加用床栏、使用不合适或者不合格的拐杖等。

第三节　环境因素

环境因素是指个人与周围环境间相互作用，包括居住环境中的危害（如狭窄的楼梯、光线不足等）、公共环境中的危害（如建筑设计差、地面滑等）。有27.3%的跌倒由环境因素导致。老年人发生跌倒的环境因素有建筑设计或维护较差、房屋安全性差、环境缺乏扶手等辅助、照明较差或光线过于强烈、地面不平湿滑以及有障碍物或有被绊倒的危险等。

一、室内环境

环境因素与老年人跌倒密切相关，其中室内生活环境在老年人跌倒的环境因素中占首位。不良生活环境包括灯光过强或过暗，地面湿滑及不平坦，步行中出现障碍物，台阶宽度及高度不适合，家具高度及摆放位置不合适，沙发、床铺过于松软，卫生间没有扶手等均可导致跌倒。楼梯宽度合适和日用品易于取放是预防多次跌倒的保护因素。79.1%的跌倒发生在家中，家庭环境中致跌风险比例最高的区域为卫生间，这可能与卫生间地面潮湿、防滑效果不佳、未放置防滑地垫或使用不合格的防滑垫有关。

2014年全国伤害监测数据显示，老年人跌倒的地点主要为家居环境。一方面是由于家中是老年人主要活动地点，另一方面是由于老年人家庭中常存在易被忽略的环境致跌因素，且很多老建筑、设施建造的时候并未考虑老年人的生理特点和使用习惯，例如较高的门槛、自然采光不足、采光过强等。通过开展老年人家居环境危险因素评估，必要时从防跌倒的角度进行硬件适老化改造，将会大大减少老年人跌倒的发生。基于专业人员的环境评估及改造可以将高危老年人跌倒的发生率降低38%～39%，提示居家环境对老年人跌倒影响较大，可针对高危老年人进行居家环境改造。

居住时间大于20年以及11～20年的老年人居家环境较危险的可能性比居住时间小于10年的老年人分别高1.425倍和0.754倍，提示在现住址居住时间越长，居家环境危险的可能性越大。分析其原因可能是随着居住时间的增加，家中设施存在年久老化现象。建议社区对此类老年群体加以重视，积极做好入户评估干预与健康宣教，依据专业人士的指导有针对性地对居家环境进行改造，从而有效改善老年人居家环境致跌危险因素，助力社区老年人跌倒的预防。

二、室外环境

跌倒相关的室外环境危险因素包括缺乏修缮的道路、拥挤及不良天气等。老年人对环境的适应力比较弱，在面对周边环境的障碍物时，由于其反应能力、平衡能力、前庭系统等功能的退化，使他们难以迅速作出反应而跌倒。

不平的路面和照明不足是老年人在室外公共场所跌倒最常见的原因。室外环境的常见危险因素包括：硬件设施不完整，过道、楼梯无扶手；台阶结构不合理；台阶边缘不清；人行道路面缺乏修缮；雨雪天气造成的地面湿滑；物品放置不合理，路面障碍物未被警示；长距离道路未设置休息区域；路面过窄而造成的拥挤等。

老年人外出时尽量选择在大路或平坦的路面上行走，避免在湿滑、坑坑洼洼的路面上行走，并且要注意路边的排水沟、台阶和破碎的铺路石。走路时注意力要集中向前看，这样有助于提前发现问题或障碍物，当走近时要放慢速度，以避开障碍物。家中的障碍物要及时清理，比如走道、花园里堆放的杂物，宠物、孩子用品最好摆放整齐。北方居住的老年人最好在雪天、结冰及冰雪融化季节尽量减少室外活动，避免路面湿滑导致跌倒的发生。

第四节　社会经济因素

社会经济因素指影响社会发展和经济状况的各种因素。是否独居以及与社会的交往和联系程度都会影响老年人跌倒的发生率。社会地位和社会资源越弱，收入及教育水平越低，跌倒风险越大。导致老年人跌倒的高危社会因素包括低收入水平、低教育水平、缺少社会互动、缺少保健和社会照护等。

一、收入低

不同地区经济水平、生活习惯和生活环境的不同导致跌倒发生率不同。这可能是因为社会经济地位以及医疗可及性造成的健康不平等，以及低收入老年人居住环境比较差，进而导致跌倒差异性的出现。

二、教育水平低

文化程度与老年人的跌倒密切相关。老年人受教育程度低者平衡能力更差，更容易发生跌倒。文盲或半文盲老年人跌倒发生率更高，这可能与文化程度高的老年人平时对健康知识比较关注且生活水平较高、居住条件相对较好有关。

三、独自居住

老年人独居时跌倒风险会显著增加。婚姻对老年人的健康具有一定的保护作用。"空巢老人"跌倒发生率显著高于非"空巢老人"。无配偶者（单身/离异/丧偶）跌倒率是有配偶者的1.963倍，而与子女居住者的跌倒发生率是与伴侣居住的1.511倍，独居者的跌倒发生率是与伴侣居住的2.752倍。针对高龄"空巢"老年人的调查发现94.4%有跌倒风险，明显高于普通社区居民老年人43.44%的跌倒风险。

四、缺乏社会互动

国内外均有研究表明，功能受损会增加老年人跌倒的风险。如日常生活能力受损将降低老年人的灵活性和独立性，感知觉与沟通能力受损将影响老年人中枢神经信息的传递。

日常生活能力、社会参与能力等老年人能力状况维度已被证明与跌倒密切相关。

五、资源与服务可及性差

社会资源和服务的可及性也是影响老年人跌倒的因素，可能是由于生活、医疗等资源距离居住地比较远，需要行走更远或者乘坐交通工具，增加了跌倒的风险。另外，目前医疗机构护理人力资源十分短缺，有研究显示夜班发生患者跌倒率占67%，2名护士值班的病区患者跌倒后造成的伤害是1名护士值班的0.678倍。其他原因包括：护理人员安全意识淡薄、责任心不强、态度不严谨、交接班不仔细、宣教不到位、临床经验欠缺；管理者未制定行之有效的预防跌倒管理制度或薄弱环节监管力度不够，缺乏对跌倒不良事件的分析及跟踪等。同时，陪护人员对老年患者跌倒的风险和危害认知不足，医护人员应针对陪护人员不定期进行跌倒防护知识的培训，以保证患者安全。

第五节 跌倒风险的评估

目前，国内外评估跌倒风险的工具和方法有很多，可以从综合评估、躯体功能评估、环境评估和心理评估等方面评估跌倒风险，且各有优势和局限性。

一、综合评估

1. Morse跌倒风险评估量表（Morse Fall Scale，MFS）

Morse跌倒风险评估量表是由美国学者Janice Morse等于1989年所研制，该量表包括6个条目，即跌倒史、>1个医疗诊断、使用行走辅助工具、步态、静脉输液、认知和精神状况，总分125分，得分越高，表明老年人跌倒风险越大。一般认为<25分为低风险，25~45分为中风险，>45分为高风险。总评估时长约2~3分钟。该量表评估简单，适合任何老年人进行跌倒风险初步评估。但该表更多的是识别生理因素改变所造成的跌倒，对于环境因素、药物因素、心理因素等评估均无涉及，无法预估一些因环境设置不合理、药物使用不规范等原因所造成的意外性跌倒。

2. Hendrich Ⅱ跌倒风险评估量表

Hendrich Ⅱ跌倒风险评估量表由Ann L Hendrich等研制，适用于老年住院患者。共包含8个条目：意识模糊/定向障碍/行为冲动、抑郁状态、排泄方式改变、头晕/目眩、性别、服用抗癫痫药物、服用苯二氮䓬类药物和起立行走测试。总分 16 分,0～2 分为低风险,3～4 分为中风险,≥5 分为高风险。

3. Johns Hopkins 跌倒风险评估量表(John Hopkins Fall Rish Assessment Tool,JHFRAT)

JHFRAT 是 2003 年由 Johns Hopkins 医院所研制,可用于识别有跌倒和跌倒风险的老年住院患者。目前已在 Hopkins 医疗系统的所有成年住院患者和全球 100 多家医院使用。其条目包括年龄、跌倒史、排泄、用药、患者附加装置、活动和认知 7 个维度,该量表 0～5 分为低风险,6～13 分为中风险,≥13 分为高风险。

4. 托马斯跌倒风险评估工具(St Thomas's Risk Assessment Tool in Falling Elderly Inpatients,STRATIFY)

STRATIFY 是由英国学者 Oliver 等以循证医学为基础,专为筛检住院老年患者跌倒风险而编制的。该量表共有 5 个条目:伴随跌倒入院或在住院期间发生过跌倒;烦躁不安;视力障碍对日常生活功能造成影响;频繁如厕;转移和活动。量表总分为 5 分,得分越高说明跌倒风险越大。原量表作者研究结果预测效度为灵敏度 93%,特异度为 88%。量表可作为老年住院患者跌倒风险的初步筛选工具。但由于量表的内部一致性较低,建议对量表的条目进行修订,以提供更为准确的跌倒预测工具。

5. 跌倒风险自我评估表(Self-Risk Assessment)

跌倒风险自我评估表是由美国疾病预防控制中心(CDC)开发的,是 STEADI 工具包的一部分,包括 12 个个人身体功能表现和不同跌倒风险因素的问题。每个问题的得分为 0、1 或 2 分,具体取决于问题本身,总得分为 14 分。得分越高,跌倒的风险越高。该问卷已被证实用于评估具有较高跌倒风险的老年人具有良好的有效性和可靠性。如果得分达到 4 分及以上,则认为其跌倒风险增加。

6. STEADI 工具包(Stopping Elderly Accidents, Deaths & Injuries Tool Kit)

STEADI 工具包是基于跌倒风险自我评估表,由美国疾病预防控制中心(CDC)于 2015 年研发的老年人跌倒防范项目——预防老人意外、死亡、伤害的工具包(Stopping Elderly Accidents, Deaths & Injuries Tool Kit),简称 STEADI 工具包。STEADI 工具包主要包括跌倒相关资源和评估工具两大部分,跌倒的评估工具包括:① 跌倒风险自我评估表(Self-Risk Assessment),供老年人进行跌倒风险自我筛查。② 跌倒风险清单(Fall Risk Checklist),是包括跌倒史、身体状况、用药情况、步态、力量及平衡问题、视力、体位性低血压以及其他危险因素 8 个方面的记录清单,供医护人员进行跌倒风险综合评估时使用。③ 计时起立-步行试验(Timed Up and Go Test,TUGT),用于测试老人的活动能力。④ 30 秒椅子起立测试(30-Second Chair Stand),用于测定老年人的下肢力量和耐力。⑤ 4 步平衡测试(4-Stage Balance Test),用于测试老年人的静态平衡能力。⑥ 体位性低血压的评估。

7. 老年人跌倒风险评估工具(Fall Risk Assessment Tool,FRAT)

FRAT是一个基于网络的工具,可以计算相关风险评分,用0~1表示在12个月内经历至少一次跌倒的概率。该量表根据风险评估的内容和类型,围绕运动、跌倒史、精神不稳定性状态、自控能力、感觉障碍、睡眠状态、用药史和相关疾病史8个方面对社区老年人跌倒风险进行筛查。FRAT可适用于不同的队列,风险评分可以预测未来的跌倒风险,也可扩展为智能设备的应用程序,根据受试者当前的状况进行实时风险评估。但在一些独立危险因素筛查上未区分性别,未对社区老年人进行跌倒风险分级。

8. 欧洲老年综合评估量表(European Assessment System for Care of Old People,EASY-Care)

EASY-Care是当代生物-心理-社会-环境的医学模式下的老年综合评估工具。EASY-Care(2010标准)调查问卷包括一份问卷和三份总结量表。问卷包括一般情况和7个方面(视觉、听觉和交流,照顾自己,出行,安全,住宿和理财,保持健康和心理健康幸福)的功能。三份独立的总结量表分别为日常生活能力评分、住院风险(护理中断的风险)和跌倒风险。EASY-Care在社区老年人心理测量学研究中具有良好的信效度,在改善功能结果方面有较好的评价,在确定老年人的人口保健和护理需求方面具有价值,但在国内应用较少。

9. 半岛跌倒风险评估工具(The Peninsula Health Fall Risk Assessment Tool,PH-FRAT)

PH-FRAT于1999年由澳大利亚维多利亚半岛防跌倒健康服务中心所研制,评估跌倒史、使用药物种类、心理和精神状况、认知状况、功能状态和药物影响、头晕和低血压6个方面,总分20分,>5分可认为具有跌倒风险,分数越高跌倒风险越大,评估时间为3~5分钟。2009年进行修订,共包括4个条目,即跌倒史、药物使用、心理和精神状况、认知功能,总分20分,5~11分为低风险,12~15分为中风险,16~20分为高风险。推荐在住院老年人入院后24小时内进行评估。目前仅在澳大利亚使用,暂无其他地区使用的报道。

10. 法梅尔跌倒风险评估工具(Farmer's Fall Risk Assessment Tool,FFAT)

FFAT由Farmer于2000年研制,包括跌倒史、思维混乱、年龄(>65岁)、感觉障碍、合作度下降、焦虑与抑郁、失禁、药物使用等13个条目。2003年重新调整,分为患者因素和环境因素两个维度,共14个条目,总分80分,跌倒史为15分,其余各项均为5分,当得分>15分时,可评为跌倒高风险。但未经过系统的统计学验证,仅凭经验建立,所测得结果的可靠性存疑,且易将养老机构大部分老年人纳入高风险。

11. 昆士兰跌倒危险评估表(Queensland Falls Risk Assessment Tool,QFRAT)

QFRAT由澳大利亚昆士兰大学所研制,用于养老机构老年人跌倒危险评估。总评估时间5~10分钟,包括年龄、跌倒史、慢性疾病、老年人自身状况等共10个条目。每个条目0~3分,量表总分30分,总分越高表示跌倒风险越大,在国外运用较为广泛,条目简单。但不能实现老年人跌倒风险评级,无法准确识别高危因素。

12. 欧洲评估系统跌倒风险评估工具(The European Assessment System Care Risk of the Falls,ECRF)

ECRF 最早用于评估老年人日常活动能力,后被国际组织推荐用于初级卫生服务,主要用于社区老年人的健康和护理需求评估。ECRF 是其中的跌倒风险评估工具,共 8 个条目,每个条目 1 分,总分为 8 分,主要评估老年人自身状况、居住环境、生活习惯等。条目的设置未考虑居住环境和文化背景。

13. 老年人跌倒风险评估量表

老年人跌倒风险评估量表由中国人自主研制,国家卫健委(原卫生部)于 2011 年发布共 8 个维度 35 个条目,主要评估老年人自身状况,每个条目 1~3 分,总分为 53 分,得分 1~2 分为低危,3~9 分为中危,≥10 分为高危,适用于社区、医院、养老机构等老年人。该量表操作简单,但条目设置过于简单,仅调查症状有无而忽略程度,评估不够深入。

二、躯体功能评估

1. 步态评估

步态评估主要通过步态速度进行测试,测试按照老年人平时走路的步态和速度走完 4 米距离的速度。步态速度 1.0 米/秒作为识别老年人跌倒风险的临界值,如果步态速度低于 1.0 米/秒,则认为跌倒风险增加。有研究表明,低步态速度与有跌倒史、低教育水平、较高的药物用量和较高的抑郁症状显著相关。

2. Berg 平衡量表(Berg Balance Scale,BBS)

Berg 平衡量表是一种评估老年人平衡功能的工具,包括 14 个条目:坐到站、独立站、独立坐、站到坐、床-椅转移、闭眼站立、双脚并拢站立、站立位上臂前屈、站立位从地上拾物、转身向后看、转身一周、双脚交替踏台阶、双脚前后站立和单脚站立。每项得分从 0 分(无法执行)到 4 分(正常执行),量表总分为 56 分,得分越低表示平衡功能越差,跌倒的可能性越大。Berg 平衡量表目前是用于预测老年人跌倒风险的临床筛查工具,不应单独用于确定老年人跌倒的风险。

3. 平衡评估系统测试方法(Balance Evaluation Systems Test,BES Test)

BES Test 由 27 个测试项目组成,共 36 个任务,每个任务得分从 0 分(无法完成)到 3 分(正常完成),任务总分为 108 分,最后以百分数(得分/108×100)表示。分数越高表示平衡功能越好。BES Test 包括 6 个子系统,每个子系统也转化为百分数,包括:① 生物力学约束(Biomechanical Constraints,BC,15 分),② 稳定性限值/垂直度(Stability Limits/Verticality,SLV,21 分),③ 转换/预期值(Transitions/Anticipatory,TA,18 分),④ 反应性(Reactive,

R,18分)、⑤ 感觉定向(Sensory Orientation,SO,15分)、⑥ 步态稳定性(Stability in Gait,SG,21分)。

4. 迷你版平衡评估系统测试法(Mini-Balance Evaluation Systems Test, Mini-BES Test)

该评估方法由BES Test中的4个子系统(共14个项目)组成,即转换/预期值(TA)、反应性(R)、感觉定向(SO)和步态稳定性(SG)。14项中有2项需要进行重复测试,但只取其中最低分。每项得分从0分(最差)到2分(最好),问卷总分为28分。

5. 精简版平衡评估系统测试法(Brief-Balance Evaluation Systems Test, Brief-BES Test)

Brief-BES Test包含6个子系统:① 生物力学约束(BC)子系统中的髋关节强度(3分);② 稳定性限值/垂直度(SLV)子系统中的前伸(3分);③ 转换/预期值(TA)子系统中的单脚站立(6分);④ 反应性(R)子系统中的补偿步进(6分);⑤ 感觉定向(SO)子系统中的闭眼站立(3分);⑥ 步态稳定性(SG)子系统中的起身向前走(3分)。该评估方法从6个子系统中选择最具代表性的1个项目进行测试。

BES Test和其迷你版、精简版均具有良好的可靠性、有效性和评估跌倒风险的能力。由于Brief-BES Test是执行起来最简单最快的方法,因此,在工作人员有限的环境中(如养老院),该方法被认为是评估老年人平衡状况和识别老年人跌倒风险的最佳选择。

6. 日常生活活动能力(ADL)评估量表(BARTHEL指数)

该量表包含了10个条目,分别为大便的控制、小便的控制、修饰(指洗脸、刷牙、刮脸、梳头等)、如厕、进食、床椅转移(指从床到椅子然后回来)、平地行走、上下楼梯、洗澡、穿衣等。满分100分。得分越高,表明受试老年人的独立性越好,依赖性越小。100分为完全自理,75~95分为轻度功能缺陷,50~70分为中度功能缺陷,25~45分为严重功能缺陷,0~20分为极严重功能缺陷。

7. 计时起立-行走测试(Timed Up and Go Test,TUGT)

计时起立-行走测试是让受试者在得到"开始"指令后从椅子上站起来,按照日常步行最快的速度到达离椅子3米处的标记线,然后转身迅速走回到椅子前转身坐下。测试者记录臀部离开椅面到再次接触椅面的时间。一般测试3次取平均值,每次测试间隔休息1分钟。行走时间越短,代表平衡功能越好。该测试已广泛用于老年医学,以检查老年人日常生活基本活动所需的平衡能力和步态速度。美国、英国和北欧老年医学会均建议使用该测试筛查老年人是否存在步态和平衡障碍。一项系统综述研究表明,尽管回顾性研究发现TUGT时间与跌倒史存在正相关关系,但其对未来跌倒的预测能力很有限。此外,测试条件的标准化以及对显著潜在混杂因素(如年龄、性别和并发症等)的控制将为老年人未来跌倒的TUGT预测值提供更好的信息。

8. 下肢肌肉力量评估

30秒坐站测试（30 Seconds Chair-Stand Test，30s CST）是评估老年人下肢力量可靠和有效的指标。测试流程如下：测试前准备高度大约为43厘米的座椅靠墙放置，受试者坐在椅子中间，双臂交叉抵在胸前，背部挺直，双脚分开大约与肩同宽。当听到"开始"指令时，受试者站直身体然后回到坐姿状态，如此循环持续30秒钟。记录受试者在30秒的时间内完成的"坐-站"次数。测试前，指导参与者练习1～2次以保证动作的准确性，然后开始测试，错误动作不计入总次数，次数越多，代表下肢肌力越好。

9. 新型传感技术

新型传感技术已用于老年人跌倒风险评估领域。惯性传感器、视频/深度相机、压力传感平台和激光传感技术等均可为老年人提供准确的跌倒风险评估。智能手机内的嵌入式加速计可以客观测量静态姿势稳定性，区分老年人跌倒风险。虽然智能手机不能取代测力板来测量静态平衡，但在没有测力板的情况下，智能手机可以作为评估平衡功能的工具。

三、心理评估

老年人的不良心理因素也是造成跌倒的重要危险因素之一，常表现为恐惧跌倒、自我效能降低和平衡信心受损等。所以，评估心理健康也是评估跌倒风险的重要方面。常用的量表有跌倒效能量表（含国际版跌倒效能量表FES-Ⅰ、简短版跌倒效能量表FES-Ⅰ、修正版跌倒效能量表FES-M、图像版跌倒效能量表Icon-FES）、特异性活动平衡自信量表（Specific Activity Balance Confidence Scale，ABC Scale）等。

1990年，Tinetti等人提出"低感知的自我效能感"的基本结构，并设计出跌倒效能感量表（Falls Efficacy Scale，FES）用于评估害怕跌倒。1996年，Hill等人在FES的基础上研制出修正版跌倒效能量表（Modified Falls Efficacy Scale，MFES），用于测评受试者不发生跌倒的信心，即跌倒效能。MFES共包含14个条目，前9项为室内活动维度，后5项为室外活动维度。每个条目得分范围为0～10分，10分表示信心很强，5分表示中等信心，0分表示没有信心。该量表的总分为各条目得分的总和的平均值，分数越高表示受试者跌倒效能越高。

特异性活动平衡自信量表有16个条目，包括日常生活中的基本任务，如在房间里散步、上下楼梯、扫地、在室内取物等，又包括在社区中难度较大的任务，如一个人到拥挤的商场去、在室外冰面行走等。每项0～100分，共11个等级，每个条目的得分对应不同程度的自信心，<67%提示跌倒风险高。完成此量表约20分钟。简化版特异性活动平衡自信量表是从原量表中挑选6个得分较低的条目（弯腰摸脚趾、站在椅子上取物、在人群/不平的道路上行走、乘扶梯不扶扶手、乘扶梯扶住扶手和走在有冰的人行道上）进行评估，得分越高跌倒效能越高。完成此量表约5分钟。

四、环境评估

目前,国内外对于老年跌倒风险的环境评估成熟的方法和工具较少,仅仅界定了室内外环境的跌倒危险因素,如地板、灯光、卫生间、卧室、厨房、玄关、家具、走道、楼道间等。

近些年来,国内很多学者专家对国外的量表进行优化,针对不同疾病开发了多种心理因素评估量表,用于老年人跌倒的风险评估。本章不再一一赘述。

参 考 文 献

[1] HEALEY F,SCOBIE S,et al. The third report from the Patient Safety Observatory:Slips,trips and falls in hospital[R]. London:National Patient Safety Agency,2007.

[2] WORLD HEALTH ORGANIZATION. Falls[EB/OL]. (2021-04-26)[2024-04-05]. https://www.who. int/news-room/fact-sheets/detail/falls.

[3] 曹文竹,黄有义,席淑新. 中国老年人跌倒危险因素的 Meta 分析[J]. 护理研究,2018,32(20):3222-3228.

[4] 张艳. 老年女性住院患者发生跌倒的原因分析[J]. 西部中医药,2015,28(10):90-92.

[5] 高星,马英楠,李少翔,等. 北京市新街口地区老年人多次跌倒相关因素[J]. 中国老年学杂志,2018,38(17):4295-4299.

[6] 薛燕,刘婷,李利华,等. 居家老年慢性病患者跌倒现状及危险因素的调查分析[J]. 齐鲁护理杂志,2018,24(21):9-12.

[7] 刘世友,万金豹,高金丽,等. 上海市宝山区老年跌倒现况及影响因素分析[J]. 上海预防医学,2018,30(1):42-46.

[8] 葛佳. 心内科老年住院患者跌倒危险因素分析及护理对策[J]. 世界最新医学信息文摘,2016,16(51):214,219.

[9] 伍莉,陈茜. 四川省不同居住地老年人跌倒风险调查[J]. 齐鲁护理杂志,2016,22(21):31-32.

[10] PAUL S S,CANNING C G,SHERRINGTON C,et al. Three simple clinical tests to accurately predict falls in people with Parkinson's disease[J]. Movement Disorders,2013,28(5):655-662.

[11] 于普林,覃朝晖,石婧,等. 北京市某城市社区老年人跌倒与慢性病关系的研究[J]. 中华流行病学杂志,2009,30(11):1156-1159.

[12] 张亚军. 脑血管病老年人跌倒的危险因素及护理进展[J]. 实用临床护理学电子杂志,2018,3(11):196,198.

[13] 郭红,李红云,杨雅威,等. 住院脑血管病老年患者跌倒效能影响因素的研究[J]. 中华护理杂志,2013,48(2):147-150.

[14] JONAS M,KAZARSKI R,CHERNIN G. Ambulatory blood-pressure monitoring, antihypertensive therapy and the risk of fall injuries in elderly hypertensive patients[J]. Journal of Geriatric Cardiology,2018,15(4):284-289.

[15] DIVISÓN-GARROTE J A, RUILOPE L M, DE LA SIERRA A, et al. Magnitude of hypotension based on office and ambulatory blood pressure monitoring: Results from a cohort of 5066 treated hypertensive patients aged 80 years and older[J]. Journal of the American Medical Directors Association, 2017, 18 (5): 452. e1 - 452. e6.

[16] 杜海科, 胡远兵, 李振洲, 等. 老年人跌倒与心血管病及防治[J]. 中华老年心脑血管病杂志, 2013, 15 (10): 1117 - 1120.

[17] COELHO JÚNIOR H J, DA SILVA AGUIAR S, GONÇALVES I D, et al. Sarcopenia is associated with high pulse pressure in older women[J]. Journal of Aging Research, 2015, 2015: 109824.

[18] LANDI F, LIPEROTI R, RUSSO A, et al. Sarcopenia as a risk factor for falls in elderly individuals: Results from the ilSIRENTE study[J]. Clinical Nutrition, 2012, 31(5): 652 - 658.

[19] 宋云平, 郭莉, 赵小丽. 住院老年肿瘤患者防跌倒的护理体会[J]. 海军医学杂志, 2015, 36(3): 271.

[20] 王润霞, 彭娜, 牛秀茹, 等. 强化平衡训练预防脑卒中患者跌倒的效果观察[J]. 中国预防医学杂志, 2019, 20(2): 128 - 131.

[21] 刘珊. 脑卒中患者跌倒危险因素及护理干预研究进展[J]. 齐鲁护理杂志, 2015, 21(3): 47 - 50.

[22] 马新颖, 高丛, 姜彩肖, 等. 石家庄市社区老年人跌倒危险因素分析[J]. 中国公共卫生, 2014, 30(12): 1589 - 1591.

[23] LI Y X, LIU M H, SUN X C, et al. Independent and synergistic effects of pain, insomnia, and depression on falls among older adults: A longitudinal study[J]. BMC Geriatrics, 2020, 20(1): 491.

[24] 庄嘉元, 陈惠英, 李玉妹. 福州市社区老年人跌倒现状及相关危险因素[J]. 中国老年学杂志, 2015, 35 (22): 6538 - 6540.

[25] 邵岩. 社区老年人意外跌倒危险因素分析及预防对策[J]. 黄冈职业技术学院学报, 2019, 21(3): 88 - 91.

[26] 郝廷静, 何季芳. 高龄白内障患者跌倒风险因素分析及防护进展[J]. 护理实践与研究, 2014, 11(7): 20 - 22.

[27] 孙晓娅, 贺志强, 王立群, 等. 社区55岁及以上人群轻度认知功能障碍与跌倒风险的关联研究[J]. 中华疾病控制杂志, 2020, 24(2): 200 - 203, 216.

[28] 魏书侠, 池秋路. 老年轻度认知障碍患者跌倒风险及干预研究[J]. 解放军预防医学杂志, 2016, 34 (S2): 66 - 67.

[29] TAYLOR M E, DELBAERE K, LORD S R, et al. Physical impairments in cognitively impaired older people: Implications for risk of falls[J]. International Psychogeriatrics, 2013, 25(1): 148 - 156.

[30] 中国康复医学会老年康复专业委员会专家共识组, 上海市康复医学会专家共识组. 预防老年人跌倒康复综合干预专家共识[J]. 老年医学与保健, 2017, 23(5): 349 - 352.

[31] TROMP A M, PLUIJM S M F, Smit J H, et al. Fall-risk screening test: prospective study on predictors for falls in community-dwelling elderly[J]. Journal of Clinical Epidemiology, 2001, 54(8): 837 - 844.

[32] KAFRI M, SASSON E, ASSAF Y, et al. High-level gait disorder: Associations with specific white matter changes observed on advanced diffusion imaging[J]. Journal of Neuroimaging, 2013, 23(1): 39 - 46.

[33] TINETTI M E, SPEECHLEY M, GINTER S F. Risk factors for falls among elderly persons living in

the community[J]. The New England Journal of Medicine,1988,319(26):1701-1707.

[34] REKENEIRE N D,VISSER M,PEILA R T,et al. Is a fall just a fall:Correlates of falling in healthy older persons. the health, aging and body composition study[J]. Journal of the American Geriatrics Society,2003,51(6):841-846.

[35] KELLY K D,PICKETT W,YIANNAKOULIAS N,et al. Medication use and falls in community-dwelling older persons[J]. Age & Ageing,2003,32(5):503-509.

[36] LORD S R,STURNIEKS D L. The physiology of falling:Assessment and prevention strategies for older people[J]. Journal of Science and Medicine in Sport,2005,8(1):35-42.

[37] MCMICHAEL K A,VANDER BILT J,LAVERY L,et al. Simple balance and mobility tests can assess falls risk when cognition is impaired[J]. Geriatric Nursing,2008,29(5):311-323.

[38] 王筱筱,李呈,方红,等. 平衡训练对老年人跌倒发生及平衡功能影响的 Meta 分析[J]. 护理研究,2019,33(5):775-780.

[39] 程霄,雷利霞,邱翛然,等. 郴州市老年公寓老年人跌倒现况及其影响因素[J]. 湘南学院学报(医学版),2020,22(4):56-59.

[40] 王丹丹,霍博雅. 脑卒中恢复期患者注意力缺陷与平衡功能、日常生活活动能力及跌倒的关系[J]. 广东医学,2012,33(7):932-934.

[41] BLAKE A J,MORGAN K,BENDALL M J,et al. Falls by elderly people at home:Prevalence and associated factors[J]. Age and Ageing,1988,17(6):365-372.

[42] 荣岚,朱萍,余小萍. 住院老年患者跌倒相关因素的研究进展[J]. 上海护理,2010,10(2):75-80.

[43] LANDI F,LIPEROTI R,FUSCO D,et al. Sarcopenia and mortality among older nursing home residents[J]. Journal of the American Medical Directors Association,2012,13(2):121-126.

[44] AHEDI H,AITKEN D,SCOTT D,et al. The association between hip muscle cross-sectional area, muscle strength,and bone mineral density[J]. Calcified Tissue International,2014,95(1):64-72.

[45] 宋倩,孟文文,姜威,等. 社区老年人步速、握力与跌倒风险的前瞻性队列研究[J]. 中华保健医学杂志,2020,22(3):112-114.

[46] TROMP A M,SMIT J H,DEEG D J,et al. Predictors for falls and fractures in the longitudinal aging study Amsterdam[J]. Journal of Bone and Mineral Research,1998,13(12):1932-1939.

[47] CHEN X L,VAN NGUYEN H,SHEN Q,et al. Characteristics associated with recurrent falls among the elderly within aged-care wards in a tertiary hospital:The effect of cognitive impairment[J]. Archives of Gerontology and Geriatrics,2011,53(2):e183-e186.

[48] TANAKA B,SAKUMA M,OHTANI M,et al. Incidence and risk factors of hospital falls on long-term care wards in Japan[J]. Journal of Evaluation in Clinical Practice,2012,18(3):572-577.

[49] 赵太虹. 护理干预对眼科低视力患者跌倒的影响[J]. 山东医学高等专科学校学报,2015,37(2):126-129.

[50] BOUTIN T,KERGOAT M J,LATOUR J,et al. Vision in the global evaluation of older individuals hospitalized following a fall[J]. Journal of the American Medical Directors Association,2012,13(2):187.e15-187.e19.

[51] 阮爱超,郑鹏. 苏州市老年公寓老年人跌倒危险因素的研究[J]. 护理管理杂志,2017,17(3):186-188.

[52] 张毓,王艳,代亚丽.乌鲁木齐市养老机构老年人跌倒发生率及影响因素研究[J].新疆医科大学学报,2016,39(8):1032-1034.

[53] 毛冰倩,赵雨靖,许秋媛,等.视觉功能指数评估养老机构老年人跌倒风险的相关性研究[J].实用临床护理学电子杂志,2018,3(34):194,196.

[54] MENANT J C,SMITH S,LORD S R. Visual determinants of instability and falls in older people[J]. Aging Health,2008,4(6):643-650.

[55] 唐雨欣,郭小牧,谯治蛟,等.北京、上海社区老年人跌倒现况及影响因素研究[J].中华疾病控制杂志,2017,21(1):72-76.

[56] 冯浓萍,彭子日,黎冰玲,等.深圳市社区老年人群跌倒流行特征及危险因素研究[J].中国慢性病预防与控制,2018,26(1):28-30.

[57] CARLSON C,MEREL S E,YUKAWA M. Geriatric syndromes and geriatric assessment for the generalist[J]. Medical Clinics of North America,2015,99(2):263-279.

[58] AL TEHEWY M M,AMIN G E,NASSAR N W. A study of rate and predictors of fall among elderly patients in a university hospital[J]. Journal of Patient Safety,2015,11(4):210-214.

[59] 李秀川.住院老年患者跌倒损伤相关因素分析[J].中国老年学杂志,2017,37(13):3310-3312.

[60] MILOS V,BONDESSON Å,MAGNUSSON M,et al. Fall risk-increasing drugs and falls:A cross-sectional study among elderly patients in primary care[J]. BMC Geriatrics,2014,14:40.

[61] DEANDREA S,BRAVI F,TURATI F,et al. Risk factors for falls in older people in nursing homes and hospitals:A systematic review and meta-analysis[J]. Archives of Gerontology and Geriatrics,2013,56(3):407-415.

[62] 侯蔚蔚,孙爱芳,万岐江.老年患者住院期间跌倒风险及相关因素分析[J].中国医药导刊,2019,21(11):660-664.

[63] 徐忠梅,于卫华,吴梦余,等.老年2型糖尿病患者双重任务行走步态特征及其与害怕跌倒的相关性研究[J].中华护理杂志,2018,53(1):22-26.

[64] 刘青,董文伟.中枢神经系统用药与老年人跌倒风险的相关性研究[J].实用药物与临床,2015,18(2):235-237

[65] 何月,崔钰,叶彤,等.住院老年患者跌倒危险因素的meta分析[J].职业与健康,2018,34(14):1973-1978.

[66] 卫生部疾病预防控制局.老年人跌倒干预技术指南[J].中国实用乡村医生杂志,2012,19(8):1-13.

[67] 李明.老年高血压与糖尿病患者跌倒的综合护理干预研究[J].中国实用医药,2015,10(6):249-250.

[68] 李友莲.老年高血压病人跌倒的社区综合护理干预效果分析[J].内蒙古中医药,2014(16):137-138.

[69] 沈小华,楼建秀.老年人跌倒的相关因素分析[J].浙江预防医学,2015,27(3):271-273.

[70] VESTAL R E,MCGUIRE E A,TOBIN J D,et al. Aging and ethanol metabolism[J]. Clinical Pharmacology & Therapeutics,1977,21(3):343-354.

[71] 邓蓉林,江道群,王静.住院老年病人跌倒危险因素的评估及护理干预[J].全科护理,2009,7(9):769-771.

[72] SHERRINGTON C,MICHALEFF Z A,FAIRHALL N,et al. Exercise to prevent falls in older adults:An updated systematic review and meta-analysis[J]. British Journal of Sports Medicine,2017,51(24):

1750 - 1758.

[73] WANG F, WU X P. Research progress on physical exercise intervention for sarcopenia in the elderly [J]. Chinese Journal of Multiple Organ Diseases in the Elderly, 2018, 17(5): 347 - 350.

[74] 闫彦宁,贾子善,李聪元,等. 社区老年人跌倒的原因与预防[J]. 中国临床康复, 2004, 8(13): 2531.

[75] 曲冰. 太极拳对老年人下肢肌肉力量及本体感觉运动觉的影响[D]. 上海: 上海体育学院, 2016.

[76] 王齐,崔华,胡晓飞. 国内有关太极拳改善老年人平衡能力随机对照研究文献的 Meta 分析[C]//2015 第十届全国体育科学大会论文摘要汇编(二). 杭州: 中国体育科学学会, 2015: 2765 - 2766.

[77] 周白瑜,石婧,于普林. 北京市社区老年人跌倒情况及其后果的相关因素研究[J]. 中华流行病学杂志, 2013, 34(8): 778 - 781.

[78] GAGNON N, FLINT A J. Fear of falling in the elderly[J]. Geriatrics and Aging, 2003, 6(7): 15 - 17.

[79] 王田田,郭爱敏. 老年人跌倒恐惧的研究进展[J]. 中国护理管理, 2017, 17(9): 1217 - 1221.

[80] CHOI K, KO Y. Characteristics associated with fear of falling and activity restriction in South Korean older adults[J]. Journal of Aging and Health, 2015, 27(6): 1066 - 1083.

[81] 齐伯嫣,常翰玉,刘丹,等. 大连市社区老年人跌倒发生及其影响因素[J]. 中国老年学杂志, 2021, 41(13): 2866 - 2869.

[82] 蔡伦,林岑,周蕭,等. 老年人跌倒的公共卫生研究进展[J]. 中国老年学杂志, 2018, 38(9): 2265 - 2268.

[83] OLIVER D, BRITTON M, SEED P, et al. Development and evaluation of evidence based risk assessment tool (STRATIFY) to predict which elderly inpatients will fall: Case-control and cohort studies[J]. BMJ, 1997, 315(7115): 1049 - 1053.

[84] HOANG O T T, JULLAMATE P, PIPHATVANITCHA N, et al. Factors related to fear of falling among community-dwelling older adults[J]. Journal of Clinical Nursing, 2017, 26(1/2): 68 - 76.

[85] NORDELL E, JARNLO G B, JETSÉN C, et al. Accidental falls and related fractures in 65 - 74 year olds: A retrospective study of 332 patients[J]. Acta Orthopaedica Scandinavica, 2000, 71(2): 175 - 179.

[86] REGISTERED NURSES' ASSOCIATION OF ONTARIO. Preventing falls and reducing injury from falls[EB/OL]. (2017-12-25)[2023-11-10]. https://rnao.ca/bpg/guidelines/ prevention-falls-and-fall-in-juries.

[87] 尤黎明,张美芬,张军,等. 与老年人跌倒有关的环境危险因素分析[J]. 中国老年学杂志, 2001, 21(6): 403 - 405.

[88] 石婧,陶永康,周白瑜,等. 北京市某社区老年人多次跌倒发生率及相关因素的随访研究[J]. 中华流行病学杂志, 2013, 34(10): 967 - 969.

[89] 王利维,周立. 修订版社区老年人跌倒危险评估工具在 211 名社区老年人中的应用[J]. 护理学报, 2012, 19(20): 66 - 69.

[90] 赵鸣,王浩,罗央努,等. 社区老年人跌倒发生情况及家庭环境危险因素分析[J]. 预防医学, 2017, 29(9): 888 - 891.

[91] 耳玉亮,段蕾蕾,叶鹏鹏,等. 2014 年全国伤害监测系统老年跌倒/坠落病例特征分析[J]. 中华流行病学杂志, 2016, 37(1): 24 - 28.

[92] 夏庆华,姜玉. 老年人跌倒居家危险因素干预效果及需求研究[J]. 中国健康教育, 2010, 26(8): 607 - 608, 611.

[93] 江皋轩,崔梅,李明秋,等.影响养老机构安全因素及对策[J].当代医学,2012,18(15):159-160.

[94] PIGHILLS A,DRUMMOND A,CROSSLAND S,et al. What type of environmental assessment and modification prevents falls in community dwelling older people? [J]. BMJ,2019,364:l880.

[95] 李夏,姜玉,王震宇,等.社区老年人居家环境现况及致跌危险因素分析[J].老年医学与保健,2022,28(4):922-927,933.

[96] 金毓洁,姚雅青,冯莉茹,等.苏州市社区老年人跌倒现状及居家环境影响因素的调查研究[J].护理与康复,2021,20(2):15-17,21.

[97] 王浩,赵鸣,段蕾蕾,等.社区60岁及以上老年人跌倒现状及相关因素分析[J].伤害医学(电子版),2016,5(3):16-21.

[98] 成磊,胡雁.跌倒的危险因素及危险因素评估研究进展[J].全科护理,2010,8(23):2137-2138.

[99] 姜玉,周鹏,钱蕾,等.老年脑卒中患者平衡能力与跌倒的关系研究[J].伤害医学(电子版),2017,6(3):23-27.

[100] 陆强,娄东辉,郑晓世,等.秦皇岛市城市社区老年人跌倒的危险因素[J].中国老年学杂志,2016,36(20):5140-5141.

[101] LI Z,SUN L. The comparative research on fall risk between the elderly living alone and not living alone[J]. Global Journal of Nursing Research,2016,4:7.

[102] 李恒希,杜时甫,黄志华,等.昆明地区空巢与非空巢老人意外跌倒情况调查报告[J].昆明医科大学学报,2015,36(11):35-38.

[103] 柏宁培,周玉锦,王阳,等.我国四城市社区老年人跌倒现况及危险因素研究[J].现代预防医学,2019,46(13):2388-2392,2409.

[104] 张庆来,张慧,金娜,等.北京市某社区老年人跌倒风险及其影响因素分析[J].中国护理管理,2012,12(4):38-41.

[105] 何俊.城乡老年人跌倒发生现状及危险因素分析[D].银川:宁夏医科大学,2015.

[106] 秦其荣,王春,蔡华英,等.马鞍山市社区老年人跌倒现况分析[J].现代预防医学,2020,47(13):2376-2380.

[107] 贾玥.性别视角下社会参与对老年人健康影响的研究[D].北京:首都经济贸易大学,2019.

[108] 冯志仙,黄丽华,胡斌春.住院患者跌倒造成伤害的风险因素分析[J].中华护理杂志,2013,48(4):323-327.

[109] 纪妙音,陈清聪,李香玉.我国老年住院患者跌倒研究进展[J].中国老年保健医学,2018,16(4):80-82.

[110] VIVEIRO L A P,GOMES G C V,BACHA J M R,et al. Reliability,validity,and ability to identity fall status of the Berg balance scale,balance evaluation systems test (BES Test),mini-BES Test,and brief-BES Test in older adults who live in nursing homes[J]. Journal of Geriatric Physical Therapy,2019,42(4):E45-E54.

[111] LIMA C A,RICCI N A,NOGUEIRA E C,et al. The Berg balance scale as a clinical screening tool to predict fall risk in older adults:A systematic review[J]. Physiotherapy,2018,104(4):383-394.

[112] KYRDALEN I L,THINGSTAD P,SANDVIK L,et al. Associations between gait speed and well-known fall risk factors among community-dwelling older adults[J]. Physiotherapy Research

International,2019,24(1):e1743.

[113] BEAUCHET O, FANTINO B, ALLALI G, et al. Timed up and go test and risk of falls in older adults: A systematic review[J]. The Journal of Nutrition, Health and Aging,2011,15(10):933-938.

[114] SEPPALA L J, PETROVIC M, RYG J, et al. STOPPFall (screening tool of older persons prescriptions in older adults with high fall risk): A Delphi study by the EuGMS task and finish group on fall-risk-increasing drugs[J]. Age and Ageing,2021,50(4):1189-1199.

[115] BERNOCCHI P, GIORDANO A, PINTAVALLE G, et al. Feasibility and clinical efficacy of a multidisciplinary home-telehealth program to prevent falls in older adults: A randomized controlled trial[J]. Journal of the American Medical Directors Association,2019,20(3):340-346.

[116] HVALIČ-TOUZERY S, ŠETINC M, DOLNIČAR V. Benefits of a wearable activity tracker with safety features for older adults: An intervention study[J]. International Journal of Environmental Research and Public Health,2022,19(23):15723.

[117] 李静. 生活化身体功能锻炼对老年人跌倒风险和平衡功能的影响[D]. 长春:吉林大学,2022.

[118] SUN R P, SOSNOFF J J. Novel sensing technology in fall risk assessment in older adults: A systematic review[J]. BMC Geriatrics,2018,18(1):14.

[119] HSIEH K L, ROACH K L, WAJDA D A, et al. Smartphone technology can measure postural stability and discriminate fall risk in older adults[J]. Gait & Posture,2019,67:160-165.

[120] KITCHARANANT N, VANITCHAROENKUL E, UNNANUNTANA A. Validity and reliability of the self-rated fall risk questionnaire in older adults with osteoporosis[J]. BMC Musculoskeletal Disorders,2020,21(1):757.

[121] TINETTI M E, RICHMAN D, POWELL L. Falls efficacy as a measure of fear of falling[J]. Journal of gerontology,1990,45(6):239-243.

[122] HILL K D, SCHWARZ J A, KALOGEROPOULOS A J, et al. Fear of falling revisited[J]. Antimicrobial Resistance and Infection Control,1996,77(10):1025-1029.

[123] CENTERS FOR DISEASE CONTROL AND PREVENTION. Materials for your older patients-stay independent Brochure[EB/OL].(2015-09-11)[2023-07-30]. https://www.cdc.gov/steadi/pdf/STEADI-Brochure-StayIndependent-508.pdf.

03 | 第三章
老年人跌倒的预防

第一节 健康教育

预防老年人跌倒的健康教育旨在通过有计划、有组织、有系统地传播预防跌倒的知识、理念和技能,消除或减轻影响老年人跌倒的危险因素,促使老年人自愿地养成科学的行为习惯,进而降低老年人跌倒发生的概率以及跌倒后损伤的严重程度,促进健康和提高生活质量。健康教育是老年人跌倒预防与控制的基础策略,通过健康教育,发动包括老年人、照护者及健康服务人员等社区人群积极参与到活动中,能为顺利落实干预措施提供基本条件。单独的健康教育具有一定的局限性,实施效果有限,建议结合其他干预策略和措施共同推进。

一、核心信息

预防老年人跌倒健康教育核心信息包括:

(1) 跌倒是老年人最常见的伤害,严重影响老年人的健康和生活质量。
(2) 跌倒的发生与老年人的身体功能、健康状况、行为和环境等多方面因素有关。
(3) 跌倒是可以预防的,要提高预防老年人跌倒的意识。
(4) 正确认识和适应衰老,主动调整日常行为习惯。
(5) 加强平衡能力、肌肉力量、耐力锻炼,有助于降低老年人跌倒风险。
(6) 穿合身的衣裤,穿低跟、防滑、合脚的鞋有助于预防跌倒。
(7) 科学选择和使用适老辅助器具,主动使用手杖。
(8) 老年人外出时,养成安全出行习惯。
(9) 进行家居环境适老化改造,减少环境中的跌倒危险因素。
(10) 防治骨质疏松,降低跌倒后骨折的发生风险。
(11) 遵医嘱用药,关注药物导致的跌倒风险。
(12) 老年人跌倒后,不要慌张,要积极自救。
(13) 救助跌倒老年人时,先判断伤情,再提供科学帮助。
(14) 照护者要帮助老年人建立预防跌倒的习惯,打造安全家居环境。
(15) 关爱老年人,全社会共同参与老年人跌倒预防。

现阶段,提供健康教育服务的机构仍以医疗卫生机构为主,特别是社区卫生服务中心承担了大部分健康教育科普任务,但基层医护人员的服务对象并非仅有老年人,还有大量的其他病患。老年群体数量大,健康教育任务重。因此老年人预防跌倒健康教育服务提供者不应只是医护人员,应在社区健康教育的服务体系中引入多元化服务主体,医护人员、社会工作者及其他相关部门工作人员等多团体合作。开展健康教育时,应针对对象的特点,采用有针对性的方法,在知晓正确知识的基础上,养成正确的预防跌倒行为习惯。

二、健康教育的对象

1. 老年人

老年人是预防跌倒健康教育的一级目标人群。老年人在教育水平、身体功能、健康状况、生活习惯、经济条件、家庭状况等方面存在显著差异,这些特征是健康教育应充分考虑的因素。针对不同老年人个体或群体、不同季节和心理状况,选择适当的健康教育内容,制订健康教育计划,涵盖饮食、运动、心理健康、疾病预防、药物使用等方面。提升老年人预防跌倒的意识,主动调整日常生活习惯,减少跌倒发生风险。

在现实中存在老年人对健康教育缺乏认识、信息接收和处理能力有限、健康教育时间不固定、难以系统学习、活动频率低、参与机会少、资源支持不足、对老年人缺乏吸引力等问题。因此在开展健康教育工作前,需做好老年人对参与预防跌倒健康教育的意愿度、形式、频率需求的调研。

2. 家属和照护者

家属和照护者是预防跌倒健康教育的二级目标人群,家属和照护者接受健康教育知识和技能后,能更好地帮助老年人消除或降低生活中跌倒危险因素的影响,减少跌倒发生的风险。老人的日常护理多以家属照顾为主,家属参与式健康教育即鼓励患者家属参与健康教育,通过对老年人及其家属文化、认知能力等方面的评估,制定具有严格时间性和顺序性的教育工作流程,多重途径满足家属对健康知识的渴求,确保健康教育的有效性和整体性,确保健康教育质量。针对家属和照护者的防跌倒健康教育应注重与照护老年人日常起居相关的防跌倒内容;对老年人的生活环境做定期环境评估,保持地面干燥和过道通畅,保持家具稳定性,及时修理地板和地毯;不轻易变更常用物品的摆放位置;在光滑的地面上放置防滑垫;在走廊及厕所、浴室设置把手;适当照明,家具和居所墙体油漆颜色和灯具亮度要柔和,不对老年人造成眩光。

3. 社区卫生服务机构医护人员

社区卫生服务机构的医护人员是预防老年人跌倒健康教育的三级目标人群。因此,针对他们的预防跌倒健康教育应深入、系统,切实提升预防老年人跌倒的服务能力。由市(区)疾病预防控制中心提供技术支持,包括制定干预方案、设计制作干预资料、对社区卫生服务机构的医护人员及志愿者进行培训,并对干预措施的实施进行质量控制,对干预过程和效果进行评估,及时调整干预方案。

通过健康教育,促使预防跌倒健康教育融入常规工作中。具体包括:采取入户调查,对居家环境危险因素评估整改;集中宣讲,授课主要内容包括对老年人日常生活中容易跌倒的场合、时间进行指导,并对老年人讲解跌倒后应该采取的紧急措施;采用信息化手段,制作电子版的预防老年人跌倒系列知识,将浅显易懂的文字配上生动的图片,通过电视台、微信公众号等宣传媒介让老年人更直观地了解防跌倒知识等。

社区健康教育应注重本土化、高效化。应做到:讲究技巧,激发兴趣;语言生动,本土口味;注重实际,材料科学;选取实例,贴近生活;通俗易懂,感情投入;时间恰当,提高效率。

4. 相关部门工作人员

各级政府领导对老年人跌倒的重视和支持是工作顺利开展的重要条件。预防社区老年人跌倒应多部门合作。针对老年人建立专门的健康教育机构或部门,负责统筹和协调老年人健康教育工作;开展健康教育宣传活动,包括举办健康讲座、发放健康教育资料等,提高老年人对健康教育的关注度;结合社区、医疗机构等资源,建立老年人健康教育的合作网络,提供全方位的支持和服务;制定相关法律法规和政策,推动老年人健康教育的长期实施和发展。

三、健康教育的内容

1. 疾病致跌因素

服用降压、降糖、利尿和镇静安神等药物的老年患者,其身体机能降低,更易发生跌倒。对有常见老年病病史的老年人进行针对性教育,如高血压患者定时监测血压,预防体位性低血压引起的跌倒,服药严格遵循医嘱;糖尿病患者要定时监测血糖,控制饮食,预防低血糖引起的跌倒;帕金森病等平衡障碍患者,嘱咐家属提供活动支持等。

2. 饮食营养致跌因素

食物摄入的不足导致的营养不良和缺乏运动可导致身体虚弱、肌力减退等,也可导致老人容易跌倒。改变不良饮食习惯和烹饪方法,采取平衡膳食,了解影响钙吸收因素和正确补钙方法,预防骨质疏松的发生。

3. 体力活动及生活习惯致跌因素

在改变体位活动时嘱咐老年人保证动作稳定,可每一动作做定后进行下一步动作,防止眩晕导致跌倒。睡醒后不宜立即起床,可先在床上保持简单活动,保证血压稳定后起身。适当的运动可提高肌力和平衡协调能力,改善关节的活动度,减少跌倒的发生及提高对关键部位的保护能力。老年人有规律、适当地进行运动和锻炼以增强心血管、呼吸系统和骨骼肌肉系统的功能,降低与疾病状态、体位所关联的危险因素,降低跌倒风险。提升睡眠质量,保持充足睡眠,以防过度疲劳。过量饮酒和吸烟作为不良的生活习惯,是导致骨质疏松症的危险因素,及时戒烟戒酒,改变不良生活习惯,有益于预防跌倒的发生。

4. 生活环境致跌因素

环境危险因素是老年人跌倒因素中很重要的因素之一。从家居环境入手，建议在老人们生活的方方面面防范跌倒的发生。保持室内光线充足、地面干燥整洁，避免凹凸不平，在光滑的地板上放置防滑垫，在门槛和台阶处做明显的警示标志、安装扶手。老年人床铺不宜太软，便于翻身和移动体位，应避免老年人移动身体时失去重心而造成坠床，必要时应安装床挡。在洗手间和楼梯旁安装牢固的扶手，洗手间的扶手应该用垂直扶手代替水平扶手，便于老人洗浴和如厕。

5. 家庭健康教育

调查显示，在养老形式上，老年人选择的主要是居家养老。为家庭成员提供支持教育，加强家庭成员对老年人跌倒后果和对家庭影响的认识，使家庭成员具备预防跌倒的常识，对意外跌倒的发生有预见性，及时发现和排除可能发生的危险因素，采取有效的干预措施，降低跌倒风险，提高老年人生活质量，改善健康状态，减少家庭和社会负担。

四、健康教育的形式

随着社会的发展，社区健康教育的形式也逐渐多样化，有知识手册、海报展板、宣传栏、视频、专题讲座等，对社区老年人的跌倒预防起到了积极的作用。

1. 图文式

图文式包括展板、宣传栏以及资料册等形式。系统图文式的健康教育对预防老年人跌倒有着积极的作用。图文并茂的健康教育形式可以明显提高高龄独居老年人对跌倒的认知，从而降低其意外发生率。

2. 视听式

视听式包括讲座、音频及视频等。音、视频教育的优点在于健康教育有一定的针对性，且形象生动，容易理解记忆。通过制作本土化的健康教育视频可明显提高老年人的预防跌倒知识水平。

3. 案例式

案例式即在社区内开展预防跌倒应急预案演练，用常见的跌倒案例对居民进行健康教育以及教会老年人群跌倒后如何进行自救，降低跌倒损伤。通过情景模拟，将预防跌倒知识落实到生活场景中，让老年人逐渐养成正确的防跌倒行为习惯。基于案例的健康教育可提高对预防跌倒措施的依从性，从而降低跌倒发生率。

4. 新媒体式

目前常用的信息化手段有微信群、微信公众号、信息化平台、APP等。近年来，信息化手段应用于老年人预防跌倒主要集中在跌倒风险评估、上报追踪、健康教育、综合干预以及预测等方面。如微信宣教能降低老年人居家跌倒的发生率,节约社会成本。考虑到老年人对信息化手段的学习和应用能力存在较大差异,该方式对老年人的家属及照护者更具有教育意义。

健康教育的信息载体是影响老年人跌倒健康教育效果的重要因素。健康传播材料就是在健康教育活动中的信息载体,配合健康教育与健康促进活动使用的辅助宣传教育资料。

健康传播材料的制作需要充分考虑预防跌倒的内容和健康教育对象的特点,不同受众、主题、场景、传播活动等应采用相适应的健康传播材料。健康传播材料的制作要充分考虑以下原则:① 充分利用传播材料;② 强调目标人群参与;③ 注重需求评估和预实验;④ 正确、规范使用;⑤ 开展使用效果评估。

第二节 运动锻炼

运动锻炼需要肌肉力量的支撑,肌肉量和肌肉耐力的大小一定程度上决定了人体的健康。然而,随着年龄增长,老年人的平衡能力、反应能力会不断下降,运动骨骼肌肉系统减退,人体对四肢及动作的控制能力也会下降。缺乏锻炼会导致肌体的肌肉、关节功能减退,而肌肉量降低、肌力衰减正是导致大多数老年人跌倒的重要因素之一。研究显示,有规律的运动锻炼能增强肌肉力量、柔韧性、平衡能力、步态稳定性、灵活性,缩短反应时间,进而降低老年人跌倒的发生风险。

一、老年人健身运动原则

1. 适宜运动项目原则

老年人应重点选择耐力性项目而非速度性项目,并适当进行一定程度的力量性训练,以减轻老年人肌力的减退。

2. 循序渐进原则

老年人进行体育锻炼时,应根据自身健康情况,动作由易到难,速度由慢到快,时长由短到长。初期运动负荷和运动量要小,待机体适应后再逐步增加至适宜自身的运动负荷和运动量。锻炼一段时间后,若运动时微微出汗、身体发热,运动结束后感到轻松舒畅、身体机能转好,说明运动负荷和运动量恰当。

3. 经常性原则

老年人运动应持之以恒,每周锻炼不少于2～3次,每次不低于30分钟。合理安排锻炼时间,养成按时锻炼的习惯。

4. 运动个体化原则

老年人应经全面健康检查后,根据自身疾病史、脏器功能水平、运动基础等选择最适合自己的运动项目,合理规划运动时长,制订个体化运动计划。

5. 自我监督原则

老年人在运动锻炼期间应自我监测身体各项指标动态变化,包括脉搏、心率、血压等健康状况,防止因过度疲劳等超过自身肌肉、器官代偿能力而产生运动损伤。运动前后认真准备、整理热身,调整好呼吸节律,运动间隙适当休息。如若运动过程产生不适,应及时暂停锻炼,及时休息治疗就医。

二、运动干预

所有的运动干预过程中,都应以健康、安全为第一前提,确保个体化、循序渐进、实效、可行、持续和安全地进行适当的运动锻炼,才能更好地预防跌倒,有疾病史的老年人应在专业医生指导下进行运动锻炼。

1. 步态训练

(1) 意义

步态能力是老年人的一个强有力的生存预测因子,也是老年人生活质量和自理能力的重要保障。步态的步高、步长、连续性、直线性、平稳性等特征与老年人跌倒危险性之间存在密切相关性。老年人为弥补活动能力的下降,一般会更加谨慎地缓慢踱步行走,造成步幅变短、行走不连续、脚不能抬到一个合适的高度,引发跌倒的危险性增加。且老年人身体机能衰退,使得老年人行走稳定性下降,年龄越大行走过程中足功能下降越明显。步态平衡通过锻炼下肢肌肉和其他核心肌群,能够有效提高老年人群下肢力量及步行能力,改善脚步平衡状态,提高平衡能力,是预防跌倒的有效干预措施。

(2) 步态训练推荐

① 简易步态训练,如 5 米步行训练法。

② 对于那些有严重关节炎或平衡障碍的病人,可选择水上运动、坐式踏步机或卧式自行车等较轻松的训练形式。

③ 障碍步态训练,要求老年人以优势脚作为启动脚先跨过障碍,步速不宜过快,障碍不宜过高,与人行道砖的高度相似,每周 3 次,每次 12 组,每组 2 次跨障碍,2 次跨障碍间休息 30 秒。

④ 灵活步态训练,即步速、方向、是否持物等频繁变化地行走,根据自身情况变化。

⑤ 足部保健,坐位或站位抬起足跟/足趾,足跟/足趾走,活动脚腕,足趾分离,足趾抓物,拉伸踝关节。

⑥ 在训练的前几周,训练部分的持续时间可以从 5～10 分钟(或更少)开始,并逐步发展到 20～30 分钟。

2. 有氧锻炼

(1) 意义

衰老与心肺能力的下降有关,而这主要与最大搏出量和心率减少引起的最大心输出量减少以及氧动静脉差的变化有关。有氧锻炼可以提高最大摄氧量,改善老年人的心血管功能,提高骨骼肌通过氧化代谢产生能量的能力,并减轻体重。有氧运动为主的体育锻炼方式对改善老年人各器官系统生理机能有显著益处,但不能将有氧耐力训练作为单一的预防跌倒的运动训练方式。在开展有氧锻炼之前要进行系统的身体检查,然后根据自身的体力情况、锻炼目的、兴趣等选择适合自己的有氧锻炼项目,并科学安排运动量,合理安排时间。

(2) 有氧锻炼推荐

① 改变速度和方向的步行、跳舞(社交舞)、健骨操、慢跑、原地蹬地跑、有氧健身操、太极、瑜伽、骑自行车(固定)、家居劳动(拖地、清扫、手洗衣服、庭院作业等)、登台阶、爬楼梯、水上运动等。

② 卧式自行车或水中有氧运动:适合严重的平衡障碍、周围神经病变、神经肌肉疾病、直立性低血压或下肢关节炎的老年患者。

③ 推荐老年人 1 周内进行 150～300 分钟的中等强度有氧运动,或 75～150 分钟的高强度有氧运动,或进行中等强度和高强度活动的等效组合;推荐在身体允许的情况下,老年人可以将 1 周内中等强度的有氧运动增加到 300 分钟以上,或进行超过 150 分钟的高强度有氧运动,或整周内中等和高强度活动的等效组合,可以获得额外的健康益处。

④ 建议老年人运动时以本人最大心率的 60%～90% 为宜,即女性的健身心率范围在 100～120 次/分钟,男性健身心率范围在 120～130 次/分钟。

⑤ 运动前后要进行热身和拉伸,衣着宽松舒适,包含对各个关节的牵拉,动作缓慢,穿插放松环节,过程中始终保持轻微的不适感,锻炼时间以下午和傍晚为宜。确定有效的运动项目,选取适宜的运动强度,制定合适的运动时间、频率,因人而异、区别对待,充分考虑到老年人的自然属性和社会属性等因素,需掌握运动强度,循序渐进,持之以恒。

3. 抗阻训练

(1) 意义

力量是特殊类型的肌肉训练,提高肌肉力量(力量的产生和速度)是其训练的目标,也是影响老年人平衡能力的重要因素,同时也决定了跌倒将要发生的瞬间人体维持住平衡、避免跌倒的能力。抗阻运动可以增加骨骼肌蛋白合成,刺激肌肉肥大,对于肌力等躯体功能的改善尤为有效。因此增强力量,尤其是下肢的肌肉力量,对预防老年人跌倒有重要意义。

(2) 抗组训练推荐

① 抗阻运动按照不同的分类有多种形式,如渐进式抗阻运动(逐步增加负重从而使肌

肉产生连续适应性刺激的训练方式)、家庭抗阻运动(居家进行的运动,包含无监督和有监督两种形式)、下肢抗阻运动(针对臀肌、股四头肌和腘绳肌等下肢肌群的运动)。

② 建议先练大肌肉群,后练小肌肉群,多关节动作练习优先于单关节动作练习,前后相邻运动避免使用同一肌群,在训练单一肌群时,大强度练习在前,小强度练习在后。

③ 建议老年人进行中、高强度抗阻运动,每周 2~3 次,每次 1~3 组,每组 8~12 次重复,每次重复锻炼 8~10 个主要肌肉群,从 30%~40%的一次动作反复的最大负荷重量,即标准动作只能完成一次的重量(以 1RM 作为运动强度单位)开始,然后进展到 70%~80% 1RM 的较重负载。

④ 建议老年人进行抗阻运动时快慢节奏交替进行,且适当改变动作难度,快慢交替节奏有利于老年人适应抗阻运动,增强心脏功能,且通过改变组间间隔时间、身体姿势等,适当改变动作难度,可刺激肌肉功能,从而增加抗阻运动效果。

⑤ 推荐关注老年人运动后的睡眠、营养、饮食、疼痛等情况,尤其注意对于慢性疼痛患者,抗阻运动不应加重其疼痛。

4. 平衡锻炼

(1) 意义

平衡能力的好坏是决定老年人跌倒风险的核心因素。受身体状况影响,许多老年人需要先进行平衡训练,然后才能进行有效的有氧训练或步态训练。平衡活动可以提高抵抗身体内外因导致跌倒风险的能力,也有助于在出现跌倒的情况下降低骨折等的受伤风险,因此平衡锻炼应作为预防老年人跌倒运动锻炼中最重要、最核心的部分。

平衡一般分为静态平衡和动态平衡,其中静态平衡指无外力作用下维持某种固定姿势,动态平衡指在外力作用下姿势的调整。通过平衡运动,老年人逐渐增加训练难度,最终达到动态平衡,可有效降低老年人跌倒的发生风险。

(2) 平衡锻炼推荐

① 常见的平衡运动包含站姿向前/向后转移重心、全足直线站立、半足站立、靠墙静蹲、脚跟到脚尖走路、踏步走直线、顶书平衡走、从坐姿到站立的练习,以及使用摆动板加强背部、腹部和腿部的肌肉,改善平衡功能等。

② 一般老年人平衡训练:练习具有挑战性的姿势或动作,提高人在非安全环境中预防跌倒的能力,如单腿站立而不用手支撑,达到这个运动水平后,可以进一步提高运动水平,如闭眼站立。

③ 推荐从稳定体位开始逐渐进展到不稳定体位,逐步缩小人体支撑面积和提高身体重心,从睁眼状态过渡到闭眼状态,从静态平衡进展到动态平衡,鼓励老年人参与可耐受的难度渐进性提高、支撑缩小、本体感觉调整、身体的重心远离垂直或静止位置的平衡运动。

④ 建议老年人每周进行平衡运动 1~7 次,每次 1~2 组,每组 4~10 种不同的练习,强调静态和动态训练相结合。

5. 多元身体锻炼

（1）意义

多元身体锻炼是指兼有氧运动、肌肉强化和平衡训练的身体活动类型,应包括逐渐增加单个练习的量、强度和复杂性,结合认知训练、营养策略和社会支持具有可行性和有效性,是多运动关节参与、多个维度进行的运动。对老年人而言,联合运动训练方式能够综合地增强肌肉力量、柔韧性、协调性、平衡能力、步态稳定性和灵活性,从而减少跌倒发生的风险。

（2）多元锻炼推荐

① 太极拳:动作柔和、缓慢,对缓解腰椎和股骨近端骨密度下降及改善骨代谢生物标志物水平有积极作用;有专门针对平衡能力的练习部分,可提高下肢肌力、步行能力和动态平衡能力,增强抗跌倒风险能力;高频次太极拳训练可提高老年人平衡和灵活性,减轻害怕跌倒程度,提高自信心,从而减少跌倒发生。推荐在专业人员的指导下进行太极拳锻炼,每次锻炼1小时左右为佳。也可以居家进行太极拳锻炼,每次持续30分钟左右即可,建议至少持续12个月。

② 八段锦:动作柔和,简单易学,并综合了力量、平衡协调训练等要素,且其不受场地和设备限制,可明显提高静态平衡能力、大脑皮层功能、本体感觉功能、机体协调性、下肢肌肉力量、关节和神经系统的灵活性等,综合有效提高平衡能力和肌力,降低跌倒风险。鼓励老年人在专业人士指导下,定期规律进行适当合理的团体练习或个人练习,锻炼时配合正确呼吸,每次锻炼30分钟左右为佳。

③ 五禽戏:安全易学,循序渐进,引伸肢体,动静结合。有研究显示,五禽戏在调节气血、疏通经络、调心养肺、壮腰健骨、改善心血管预后、预防老年人跌倒等方面效果显著,且可以通过提高动态平衡能力、稳定步态、提高髋关节功能、增强下肢稳定性等预防跌倒。老年人在专业人士的指导下,制定个体化的动作速度、步姿高低、幅度大小、锻炼时间等运动方案。

④ 瑜伽:可以降低高血压、减轻慢性背痛、改善睡眠质量。对于老年人来说,不同瑜伽类型既是有氧运动也可达到肌肉强化的目的。大量研究证实,瑜伽在促进老年人平衡能力、下肢灵活性、下肢力量方面有显著优势。此外,瑜伽姿势较为专业复杂,需要在专业人员的指导下,选择适宜的类型,循序渐进地练习。

⑤ 舞蹈类运动:舞蹈类运动综合了有益于平衡能力、协调能力、肌肉耐力等优点,具有自娱性、表演性,简便易学。研究显示,以舞蹈为基础的运动活动可以对身体功能产生几个维度的好处,包括认知功能、协调能力、平衡、机动性和下肢力量,因此对老年人群平衡、力量、协调性、步态和动态灵活性均有较好效果。此外,也有研究显示,广场舞能有效减缓绝经后妇女骨密度下降速度,提高血清雌激素水平,改善平衡能力,对防治绝经后妇女骨质疏松症、降低跌倒风险有积极作用。

三、练习示例

1. 热身运动

运动前进行热身运动可以调节体内血液循环以及新陈代谢的速度,从而提高肌肉以及韧带的温度,帮助机体僵硬的肌肉得到放松,减少肌肉、韧带、肌腱等软组织的黏滞性,加大其弹性及伸展性,促进滑囊以及关节滑囊分泌滑液,从而保护关节的软骨,防止内部出现磨损,减少运动损伤。

年龄越大,运动前的准备活动和运动后的整理活动越要充分。根据身体条件选择弓步转体、胯下击掌、原地踏步和搭肩画圈等常规热身活动。各项活动左右各30秒一组,各做2组。热身时间不少于5分钟。

(1) 弓步转体

动作要领:双脚并拢,自然站立。向前迈一侧腿呈弓步,后腿与前腿朝同一方向,重心位于两腿之间身体躯干位置。双臂前平举平行于地面,掌心相对,身体转向后腿一侧,慢慢一边转腰一边打开手臂,动作要慢,尽力而为,该过程中打开手臂与身体运动方向一致,在终末处保持5~10秒,然后慢慢恢复至起始状态。再交换至对侧进行转体。

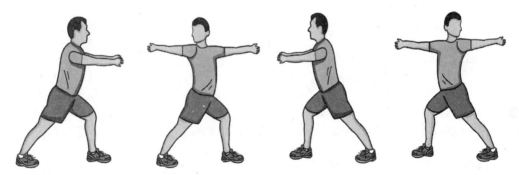

(2) 胯下击掌(高抬腿动作)

动作要领:身体挺直,身体重心微向前倾,上半身挺直,上肢侧平举。大腿向前上摆至水平,两臂摆动至大腿下方进行击掌。

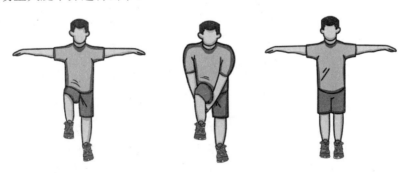

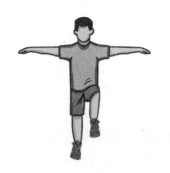
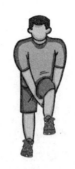

（3）原地踏步

动作要领：老人处于直立位，可用椅子进行辅助，收紧腹部，双腿交替弯膝抬腿，手臂自然摆动，保持自然呼吸，该过程中注意保持平衡，尽可能将大腿抬起。平衡功能较差者，可用椅子辅助完成此动作。重复踏步5~10次。

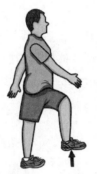
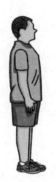
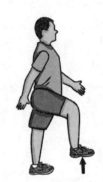

（4）搭肩画圈

动作要领：动作缓慢进行，位于直立位，肩部放松，抬起双肘，将双手指尖搭放在肩头。吸气时抬头，双肘向上抬起至与地面平行，大臂内侧面朝向身体前方。呼气时含胸，双肘向前运动，最好使双肘尽量并拢接触。以肩膀为圆心，重复此动作画圈3~5次。

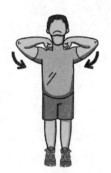
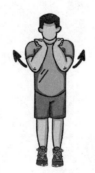
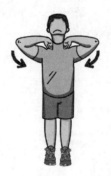
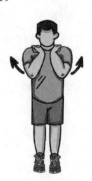

2. 步态训练

侧向跨台阶

动作要领：站立位，位于台阶左侧，目视前方，双脚并拢。右脚抬起跨上台阶后，左脚跨上，双脚并拢。左脚跨下台阶后，右脚跨下，双脚并拢。绕向台阶右侧重复此动作。动作注意要缓慢且稳定躯干,多次重复练习。

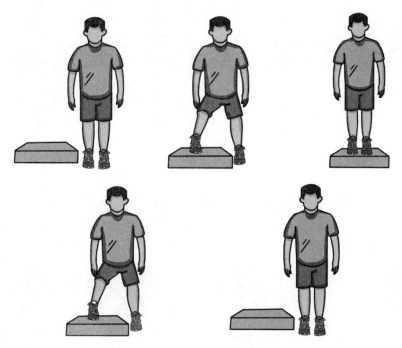

3. 抗阻训练

(1) 下肢稳定训练

动作要领:于椅子前站立位,双脚分开与肩同宽,双手前平举。缓慢下蹲,臀部快靠近椅面时保持稳定,维持3秒,缓慢站起。下蹲和站起过程中尽量挺直腰背,避免代偿动作。平衡功能较差者站于椅后,双手扶椅背完成此动作。

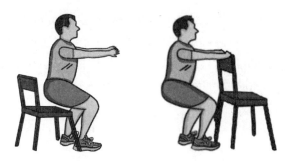

(2) 坐位自重直腿抬高

动作要领:老人处于坐位,挺直腰背,目视前方,双手交叉环抱置于胸前,双脚与肩同宽,两腿伸直。将一侧腿抬离地面约30厘米,此过程腿部保持伸直状态,速度缓慢匀速,然后在最高处维持3～5秒,再慢慢恢复至原来位置。另一侧腿重复该动作。平衡功能较差者可将双手放于两膝完成此动作。

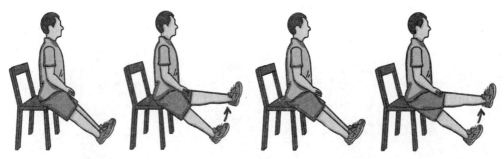

4. 平衡运动

（1）坐位重心转移

动作要领：以合适高度端坐，双脚脚掌着地，双手握紧，保持躯体平衡的情况下向各个方向倾斜，转移重心。根据完成情况逐渐增大重心转移的幅度，尽力而为，重复数次，直至能熟练控制。

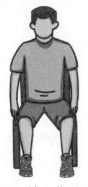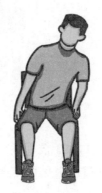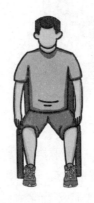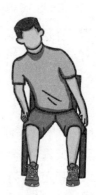

（2）站立位重心转移

动作要领：包括一字步左右重心转移和一字步前后重心转移。

站立位，先将重心转移至左侧，再将右脚向右方横跨步并保持重心在左脚，再稍抬左脚跟将重心从左脚转移到右脚，最后将左脚收回到右脚旁，两脚平行站立，双侧交替重复此动作（确保在站稳前提下进行，必要时扶着墙壁或稳固的物品进行）。

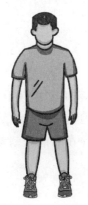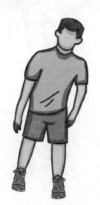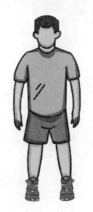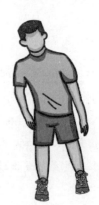

站立位,一侧脚向前跨一步并保持重心在后脚,再将重心从后脚转移到前脚,同时后脚逐渐地靠拢前脚并保持两脚平行站立;站立位,一侧脚向后退一步并保持重心在前脚,边落后脚边将重心转移到后脚上来,前脚逐渐地靠拢后脚并保持两脚平行站立(确保安全前提下慢慢进行,不用抬太高)。

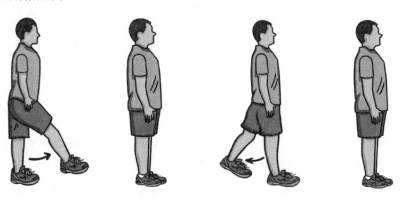

第三节 疾病预防

一、视力下降

老年人跌倒的原因很多,视力障碍是导致跌倒的重要原因。

正常视力范围在5.0~5.2(1.0~1.5)之间,视力残疾是指由于各种原因导致双眼视力障碍或视野缩小,通过各种药物、手术、戴镜及其他疗法而不能恢复视功能者(或暂不能通过上述疗法恢复视功能者),以致不能进行一般人所能从事的工作、学习或其他活动。视力残疾包括盲及低视力两类。世界卫生组织对盲和低视力诊断标准为:以双眼中视力较佳眼的矫正视力<3.7(0.05)者为盲,视力≥3.7(0.05)但<4.5(0.3)者为低视力。视力残疾的分级见表3-1。

表3-1 视力残疾的分级

类别	级别	最佳矫正视力
盲	一级盲	<3.3(0.02)~无光感,或视野半径<5度
	二级盲	≥3.3(0.02)~<3.7(0.05),或视野半径<10度
低视力	一级低视力	≥3.7(0.05)~<4.0(0.1)
	二级低视力	≥4.0(0.1)~<4.5(0.3)

老年人视力障碍眼病在发展中国家以白内障最为常见,而在发达国家以年龄相关性黄斑变性和糖尿病性视网膜病变最为常见。盲和低视力是我国严重的公共卫生问题之一,人口老龄化加剧与年龄相关性致盲眼病的增多相关。2006年第2次我国残疾人抽样调查显示,≥60岁以上老年人视力残疾患病率为4.6%。我国≥60岁老年低视力患者病因首位为高度近视,第二位为白内障,第三位为青光眼。我国是世界上近视眼人数最多的国家,高度近视容易出现黄斑变性、出血和视网膜脱离等并发症,也是视力障碍常见眼病之一。

1. 常见导致视力障碍的眼病与预防干预措施

(1) 病理性近视

病理性近视是指眼轴明显延长(常大于26.5 mm),且伴有眼底病理性改变的高度近视眼,屈光度多在-8.0 D以上。作为遗传性疾病,病理性近视发生年龄较早且进展很快,屈光度进行性加深、眼轴不断增长、眼内容和视网膜脉络膜组织进行性损害引起视功能障碍,视力不易矫正,可发生各种不同的视野缺损,当后巩膜葡萄肿出现后,可发生中心环形暗点以及偏盲和象限视野缺损。

病理性近视的严重程度与眼轴长度密切相关。眼轴越长,发生后巩膜葡萄肿、近视性视网膜劈裂、黄斑裂孔、视网膜脱离等并发症的风险越高。对于近视进展较快的高危人群,可以采取必要的干预手段尝试控制。目前有大量临床研究利用角膜塑形镜和低浓度阿托品等方法减缓近视的过度发展,但对于病理性近视的患者效果并不理想。每半年应眼底散瞳检查观察病变进展情况,若出现视网膜变性区或裂孔,须及时行激光治疗;若出现视网膜脱离,应尽早行手术治疗;若出现后巩膜葡萄肿,可行后巩膜加固术以机械性加固巩膜,同时促进胶原增生,使巩膜增厚。对于病理性近视黄斑劈裂、黄斑裂孔的患者,可行玻璃体切除手术以解除玻璃体对视网膜的牵拉。

(2) 年龄相关性黄斑变性

年龄相关性黄斑变性(AMD)病人多为50岁以上,双眼先后或同时发病,视力呈进行性损害,是60岁以上老人视力不可逆性损害的首要原因。AMD的确切病因不明,可能与遗传因素、环境影响视网膜慢性光损伤、营养失调、代谢障碍等有关。

对老年人开展早期筛查,可获得患AMD的危险分数。通过对AMD发生风险的高危人群进行健康教育,指导其改正不良饮食和生活习惯,如通过多吃鱼和蔬菜、服用抗氧化剂和矿物质补充剂、戒烟、保持体质、加强锻炼等措施减少AMD的发生和发展。对AMD患者采取抗血管内皮生长因子(VEGF)药物、激光、光动力学等湿性黄斑变性的治疗方法,但治疗效果有限。

(3) 白内障

晶状体混浊称为白内障。65岁以上的老年人中晶状体混浊的发生率大约为95%。白内障引起视功能损害的特点与晶状体混浊程度和部位有关。晶状体周边部的轻度混浊不影响中心视力,而中央部的混浊则严重影响视力。由于晶状体混浊,在强光下瞳孔缩小后进入眼内光线减少，视力下降明显；高空间频率上的对比敏感度下降尤为明显；晶状体混浊会使进入眼内光线发生散射，干扰了视网膜成像，会出现畏光和眩光；混浊的晶状体可产生程度不等的视野缺损。

老年性白内障是晶状体老化后的退行性改变，目前尚无有效的方法预防老年性白内障的发生，通过避免紫外线照射、积极治疗全身疾病、合理膳食、养成良好生活习惯等措施能有助于降低老年性白内障的发生风险。建议采取以下措施：① 白天外出时适当佩戴太阳镜，减少紫外线对眼睛的照射；② 糖尿病、高血压等疾病是老年性白内障的危险因素，应积极治疗相关疾病；③ 日常饮食均衡合理，适当多吃水果和蔬菜等，使机体摄入足够的维生素和抗氧化物质；④ 养成良好生活习惯，不熬夜，避免过度用眼，不要长时间在光线昏暗的环境下看书，限制烟酒摄入，避免眼部外伤。白内障引起的严重视功能损害在早期行晶状体摘除及人工晶状体植入术可使视力得到恢复。

(4) 糖尿病性视网膜病变

糖尿病引起的眼部并发症很多，其中糖尿病性视网膜病变(DR)是糖尿病最严重的并发症之一，是糖尿病终末器官损害的眼部表现。DR 引起不同程度的视力障碍、视物变形和视野缺损等症状，最终导致失明。我国 10 个老年人中就有 1 个糖尿病病人，因此视力损害在糖尿病病人中应该引起重视。早期及时诊断和正确治疗糖尿病性视网膜病变可避免视力严重损害。有效的糖尿病管理是预防 DR 发生、延缓 DR 进展的基础，如改善生活方式，科学饮食，适当运动，戒烟限酒，遵医嘱用药，控制血糖、血压及血脂能有效减少糖尿病性视网膜病变的发生率。

由于许多患者早期无明显自觉症状，通常会导致治疗延迟。调查显示首次去眼科就诊的糖尿病患者中有 67% 被发现患有严重威胁视力的 DR。早筛查、早监测则有助于早期防控 DR。激光光凝、药物治疗和手术治疗是控制 DR 进展、挽救 DR 视力的主要治疗策略。

(5) 青光眼

青光眼是由多种因素导致的视神经节细胞进行性损伤丢失的一大类视神经病变，其典型的特点为视乳头损伤和相应的视野缺损，其发病与病理性眼压升高密切相关。作为全球第二位致盲眼病，青光眼严重威胁着人类的视觉健康。部分青光眼病人发病急骤，可在数天内甚至在数小时内视力迅速下降，部分病人毫无症状，在不知不觉中逐渐失明。青光眼的视野缺损从旁中心暗点和鼻侧阶梯开始，并随着病变的发展而逐渐增大，形成弓形暗点、象限型或偏盲型缺损，发展到晚期仅残存管状视野和颞侧视岛，甚至失明。视野受限的青光眼病人常诉说定位物体困难，容易被撞或撞到周边物体。

对于开角型青光眼的高危人群，如阳性家族史、进行性高度近视、高眼压症、视网膜中央静脉阻塞、糖尿病或者全身有血管系统疾病者，应该定期复查眼压以及眼底、视野情况，以降低眼内压为原则，尽可能地预防或减缓患者视神经的损害，保存现有视力。当传统药物治疗效果不佳或患者不能耐受长期用药时，可使用激光小梁成形术治疗。

(6) 视网膜静脉阻塞

视网膜静脉阻塞是仅次于糖尿病性视网膜病变的第二常见的视网膜血管病,多为单眼发病,视力不同程度下降,静脉阻塞引起出血及渗出,影响中心视力,导致周边视野缺损。视网膜静脉阻塞的病因比较复杂,为多因素致病,与视网膜炎症、视网膜低灌注、高血压、动脉硬化、血液高黏度和血流动力学异常等有密切关系。根据视网膜中央静脉阻塞的病因及诱因,最关键的预防手段就是积极治疗基础疾病,调整饮食习惯。患有高血压、糖尿病的患者应定期到医院进行眼底检查。预防措施如下:① 日常应低盐、低脂、低糖饮食;② 血液高凝者可预防性使用抗凝药物,如阿司匹林、华法林等;③ 有高危因素者应避免服用避孕药等雌激素类药物,戒烟。发生视网膜静脉阻塞后,经过视网膜激光光凝术后视功能明显改变,中心视力可能因为黄斑水肿的消退而得到提高。

2. 老年视力障碍的康复

对于老年人的视力残疾特别是低视力患者,通过了解其发病原因,积极治疗原发病及并发症,可防止低视力患者的形成和低视力患者残余视力的丢失,对于预防跌倒有重大意义。由于老年低视力病人病因、视力损害程度和个人素质不同,低视力康复的效果也存在较大的差异。

老年视力障碍的康复要注重的不仅仅是助视器的使用,更重要的是视觉康复,尽可能利用患者的残余视力,将视觉损害降低到最低程度,使患者能更好、更有效地利用残余视力提高生活质量,减少老年人跌倒的发生。具体方法有:

(1) 矫正屈光不正

屈光不正的矫正是进行低视力康复的第一步,也是重要的一步。对老年低视力病人特别是黄斑病变中心视力受损的病人需要采用试镜架插片验光法,使用"最小可察觉"法确定适合老年低视力病人的配镜处方。老年低视力病人阅读时,需要增加凸透镜来缓解病人对于看近调节的需求。

高度近视选用框架眼镜时,小的圆形镜架、高屈光指数的非球面镜片及抗反射膜镜片的应用能减少球差和像差,提高视觉质量。AMD 的黄斑病变中心视力受损,患者多自然寻找优先的视网膜注视点,表现为采取特殊头位和眼位,将病变处视网膜区形成的影像转移到黄斑周围正常的视网膜区,可通过使用三棱镜和特殊眼位训练来把原本投射在黄斑病变部的光线转移到优先的视网膜注视点,以达到提高功能性视力的目的。青光眼和视网膜静脉阻塞患者的周边视野缩窄可以运用倒置望远镜、三棱镜来扩大视野。

(2) 调整照明

良好的照明条件对于每一位老年低视力病人来说都是非常重要的。不同病因的老年低视力病人需要的照明条件是各不相同的,如 AMD 的老年低视力病人常常需要在很强的照明条件下才能达到最好的视觉功能,而视神经损伤的病人出现"漂白"现象,则需要较弱的照明条件才能形成较好的视觉能力。

荧光灯泡及LED灯泡可为较大的面积提供良好光线,且光源较冷,可以提供良好的照明,但对一些病人会引起眩光。不同的眼病所需的光照度不一样。

低照度(<50勒克斯)适合白化病、无虹膜或瞳孔开大者、白内障(后囊下混浊)、角膜中央混浊、全色盲者。

强照度(>500勒克斯)适合视神经病变、青光眼、视网膜色素变性、病理性近视、术后无晶状体及黄斑变性。

老年人对色差的识别能力减弱,对于色调较接近的色彩如红色和橙色、蓝色和绿色区分能力减弱,选用显色性较好的光源有利于老年人对室内色彩的正确分辨。老年人的住宅及休闲场所要针对视力状况进行合理设计。如室内装饰要注意色彩的搭配,地板、家具等不宜用高反光材料,避免过多地应用黑色、深黄色,避免光滑表面所产生的反光(眩光),应采用多光源照明来达到较高的照度。

(3) 增强对比敏感度

晶状体的调节力随着年龄的增长而下降,许多老年人对生活及工作环境的对比和细节不能做出快速的分辨。即便他们有较好的视力,然而在光线较暗时,即对比度较差的情况下,也难以辨别目标,对于老年低视力病人就更加困难。所以对于低视力的老年病人,增强对比度显得尤为重要。

增加对比敏感度可通过以下方法:选择高对比度的阅读材料、电子辅助装置,通过复印的方法将低对比度的阅读材料转化为高对比度的阅读材料,应用电脑打印出增强对比的阅读材料等。

AMD病人可用有色镜片如黄色和橙色镜片增加对比敏感度,改善病人对视觉功能的主观评价。黄色镜片的好处是选择性滤过和减少短波长的光进入眼睛,从而在观看蓝色背景对象(如天空)时提高对比敏感度。增强对比敏感度不仅可以改善阅读速度和写作能力,还可以极大地提高病人视觉质量。例如用白色杯子喝咖啡,用暗色杯子喝牛奶,在暗色的盘中进食浅色的食物,以及胸前放置暗色手巾对着镜子梳理白头发等来增加对比度,这些方法都可以给低视力病人带来生活上的方便和安全。

(4) 控制眩光

随着年龄增长,老年人的角膜、晶状体的透明度下降,玻璃体液化甚至脱离都会引起光线散射,使视网膜成像的对比度下降,产生眩光,从而导致视功能的下降。老年低视力病人需要通过一些方法来减少眩光造成的影响,例如较适宜的照明和光亮度可以避免眩光的干扰。眩光对于户外运动的低视力老年人具有较大危害性,有色滤光眼镜通过减少投射进入眼球的光线总量来控制眩光,而不降低视力。不建议配戴深色的镜片,因为它不仅阻断了眩光,同时也阻断了视觉所需要的光线。配戴滤光镜即防眩光眼镜,可屏蔽有害的阳光,滤除表面反光,增加对比度。滤光眼镜可以吸收光谱末端的蓝光来增加对比敏感度以降低眩光,进而改善低视力病人的视功能。

青光眼病人的视神经纤维层变薄,对比敏感度下降并且容易产生眩光,滤光镜对视功能改善有帮助。DR 患者配戴镀膜透镜或中灰色透镜减弱光强度,黄色和琥珀色透镜增强对比度。

(5) 使用光学及电子助视器

对于老年低视力病人来说,利用各种光学及电子助视设备来辨认近处或者远处的标识是非常必要的。在做近距离的阅读和观察精细部位时需要借助设备将其放大,老年病人对近距离放大的需要比对远距离放大的需要多,因此他们常选用眼镜式近用助视器,即应用高度数的凸透镜片来放大物像,屈光度数越高,阅读距离越短,就越易遮挡光线,所以可以通过增加光线亮度、改变光线入射角度等方式来调整。眼镜式近用助视器的优点是病人的双手双眼自由使用,可以让病人手眼协调,缺点在于镜片如超过 +10.0 D 或 +12.0 D,则常常难以达到双眼同时视,只能用单眼看目标。手持放大镜便于购物、阅读刻度盘和标签等,优点是携带方便,缺点是必须维持在正确的焦点距离才能获得最大的放大倍数,病人需要变换体位且对于有手颤或关节僵硬症状的病人不合适。光学助视器常放置内嵌式 LED 灯光源来提高照度。

远距离放大可通过靠近物体去观察或者使用望远装置来完成。手持单筒望远镜有助于短期观察远处的目标点,标准的双目望远镜可安装在眼镜上,在不使用双手时连续观看,2.5 倍双眼望远镜提供的视野接近 15°~20°。望远镜式助视器的优点是能使远处目标放大,缺点是视野明显缩小,景深短,不便在走路的同时使用。

针对中心视野损害,一种新的助视器即头戴显示器系统利用扫描视和注视的原理,不仅具有较高的分辨力,而且可以提供宽广的视野。由于技术的发展和费用的降低,头戴显示系统可以取代传统用于康复中心视野、管状视野的三棱镜及 Amorphic 镜来扩大视野、增加分辨力。植入性微型助视器是年龄相关性黄斑变性病人的助视新选择,把助视器设计成类似人工晶状体的款式植入瞳孔区,通过低视力康复训练,可以提高黄斑变性的低视力病人的生活质量。一旦病人选择使用某种放大装置,就应当为其提供相应的训练,让病人恰当地使用该种设备。

(6) 进行日常活动的适应性训练

不少老年病人除了视功能减退外,还常伴其他全身性系统疾病,让他们失去独立生活的能力,生存质量明显降低,也增加了跌倒风险。对老年低视力病人来说,适应居住环境以保证安全和改善日常活动是非常重要的,避免因为视功能下降而造成生理功能和精神方面问题,这些广泛的日常活动适应性训练将为低视力病人带来更多的益处。

定向和行走的能力与老年低视力病人生存质量的提高具有密切的关系。行走训练主要有随行技巧、独行技巧及盲杖使用 3 个方面的内容。盲杖是让低视力病人的手臂触觉延长,使他们能了解自己身体周围环境的情况。部分老年低视力病人习惯将盲杖用来替代助行拐杖,其实大部分盲杖并不适合替代助行拐杖的功能,反而容易造成老年低视力病人的跌倒,因此视力障碍病人应该对盲杖的知识有所了解,包括盲杖的种类、结构、长度、重量、强度及传导性等方面的知识。老年低视力病人选择盲杖时,要经过专业的评估,选择适合自身功能情况的盲杖,提高盲杖的使用效率,降低跌倒的风险。

二、骨质疏松

1. 骨质疏松症定义

骨质疏松症(Osteoporosis,OP)是一种常见的慢性骨病,以骨量降低及骨组织微结构受损而导致的骨强度下降、易发生骨折为特征。骨质疏松性骨折(脆性骨折)指受到轻微创伤或日常活动中即发生的骨折,是骨质疏松症的严重后果,常见部位包括椎体、髋部、前臂远端、肱骨近端和骨盆等,其中最常见的是椎体骨折,髋部骨折是最严重的骨质疏松性骨折。骨量降低是骨质疏松性骨折的主要危险因素,但还存在其他危险因素。

骨质疏松症可发生于任何年龄段,多见于绝经后女性和老年男性。骨质疏松症分为原发性和继发性两类,原发性骨质疏松症包括绝经后骨质疏松症(Ⅰ型)、老年骨质疏松症(Ⅱ型)和特发性骨质疏松症(包括青少年型)。绝经后骨质疏松症一般发生于女性绝经后5~10年内,老年骨质疏松症一般指70岁及以上年龄发生的骨质疏松,特发性骨质疏松症主要发生在青少年身上。继发性骨质疏松症指由任何影响骨代谢的疾病(内分泌疾病,如甲状旁腺功能亢进症、性腺功能低下、皮质醇增多症、甲亢等;风湿免疫性疾病,如类风湿性关节炎、强直性脊柱炎等;影响钙和维生素D吸收和代谢的消化系统疾病和肾脏疾病;多发性骨髓瘤及恶性肿瘤骨转移等)、药物(如糖皮质激素、噻唑烷二酮类药物、抗癫痫药物、质子泵抑制剂、芳香化酶抑制剂和过量甲状腺激素等),以及其他明确病因导致的骨质疏松。

2. 骨质疏松症流行病学

我国第七次全国人口普查数据显示,60岁及以上人口为26 402万人,占18.70%(其中,65岁及以上人口为19 064万人,占13.50%),是老年人数最多的国家。随着人口老龄化日趋严重,骨质疏松症已成为重要的公共健康问题。2018年,由国家卫生健康委员会组织的中国居民骨质疏松症流行病学调查在全国11个省份44县(区)共计2万余人中开展。调查结果显示:50岁以上人群骨质疏松症患病率为19.2%,其中男性为6.0%,女性为32.1%;65岁以上人群骨质疏松症患病率达到32.0%,其中男性为10.7%,女性为51.6%。目前我国骨质疏松症整体诊治率均较低,在地区间、城乡间还存在显著差异。即使患者发生了脆性骨折,骨质疏松症的诊断率不足70%,接受有效抗骨质疏松药物治疗者仅约25%。建议在医疗卫生工作中重视骨质疏松症及其骨折的防治,注意识别高危人群,给予及时诊断和合理治疗。

3. 骨质疏松症危险因素

骨质疏松症的危险因素分为不可控因素与可控因素,临床上需注意识别这些骨质疏松症及其并发症骨折的危险因素,筛查高危人群,早预防、早诊断、早治疗,减少骨折的发生。

(1) 不可控因素

骨质疏松症存在种族差异，风险高低排序为白种人、黄种人、黑种人。其他因素有老龄化、女性绝经、脆性骨折家族史。老年性骨质疏松症的病理特征是骨矿含量降低和骨微细结构破坏，骨小梁变细，数量减少，间隙增宽。男性峰值骨量高于女性，雄激素水平呈"渐进式"下降，因而老年男性骨丢失量与速度都低于老年女性，为低转换型。女性围绝经期和绝经后10年内，骨代谢处于高转换状态，进入老年期后则处于低转换状态。

(2) 可控因素

不良生活方式：吸烟、过量饮酒、高钠饮食、过多饮用含咖啡因饮料、蛋白质摄入过多或不足、钙和/或维生素D缺乏、体力活动少、肌少症等。

影响骨代谢疾病：性腺功能减退症、甲状旁腺功能亢进、甲状腺功能亢进、皮质醇增多症、糖尿病、风湿免疫性疾病、胃肠道疾病、血液系统疾病、神经肌肉疾病、慢性肾脏及心肺疾病等。

影响骨代谢药物：糖皮质激素（强的松、地塞米松等）、过量甲状腺激素（左甲状腺素、甲状腺片）、芳香化酶抑制剂（阿那曲唑、来曲唑等）、噻唑烷二酮类药物（罗格列酮、吡格列酮等）、抗癫痫药物（苯妥英钠、苯巴比妥等）、抗病毒药物（利托那韦等）、质子泵抑制剂（奥美拉唑、泮托拉唑等）、抗肿瘤药物（氨甲蝶呤、环磷酰胺、阿霉素等）和抗凝药（华法林等）。此外，利尿剂、异烟肼、锂制剂、钙调磷酸酶抑制剂、含铝抗酸剂、促性腺激素释放激素类似物等也会引起骨质疏松，增加骨折风险。

4. 骨质疏松症风险评估

骨质疏松症受多种因素的影响，对个体进行骨质疏松症风险评估为早期防治提供帮助。临床上评估骨质疏松风险的方法包括国际骨质疏松基金会（International Osteoporosis Foundation，IOF）骨质疏松风险一分钟测试题（表3-2），亚洲人骨质疏松自我筛查工具（Osteoporosis Self-assessment Tool for Asians，OSTA）（图3-1），骨折风险评估工具（Fracture Risk Assessment Tool，FRAX），骨质疏松和骨折风险筛查工具（在线自测网站 https://frax.shef.ac.uk/FRAX/tool.aspx?country=2）。尽早发现高危人群，将防治关口前移。

表3-2 国际骨质疏松基金会（IOF）骨质疏松症风险一分钟试题

	编号	问题	回答
不可控因素	1	父母曾被诊断有骨质疏松或曾在轻摔后骨折？	是□否□
	2	父母中一人有驼背？	是□否□
	3	实际年龄超过60岁？	是□否□
	4	是否成年后因为轻摔后发生骨折？	是□否□
	5	是否经常摔倒（去年超过一次），或因为身体较虚弱而担心摔倒？	是□否□

续表

	编号	问题	回答
不可控因素	6	40岁后的身高是否减少超过3 cm以上？	是□否□
	7	是否体质量过轻？（BMI值少于19 kg/m²）	是□否□
	8	是否曾服用类固醇激素（例如可的松、泼尼松）连续超过3个月？（可的松通常用于治疗哮喘、类风湿关节炎和某些炎性疾病）	是□否□
	9	是否患有类风湿关节炎？	是□否□
	10	是否被诊断出有甲状腺功能亢进或是甲状旁腺功能亢进、1型糖尿病、克罗恩病或乳糜泻等胃肠疾病或营养不良？	是□否□
生活方式（可控因素）	11	女士回答：是否在45岁或以前就停经？	是□否□
	12	女士回答：除了怀孕、绝经或子宫切除外，是否曾停经超过12个月？	是□否□
	13	女士回答：是否在50岁前切除卵巢又没有服用雌/孕激素补充剂？	是□否□
	14	男士回答：是否出现过阳痿、性欲减退或其他雄激素过低的相关症状？	是□否□
	15	是否经常大量饮酒（每天饮用超过两单位的乙醇，相当于啤酒1斤、葡萄酒3两或烈性酒1两）？	是□否□
	16	目前习惯吸烟，或曾经吸烟？	是□否□
	17	每天运动量少于30分钟？（包括做家务、走路和跑步等）	是□否□
	18	是否不能食用乳制品，又没有服用钙片？	是□否□
	19	每天从事户外活动时间是否少于10分钟，又没有服用维生素D？	是□否□
结果判断		上述问题，只要其中有一题回答结果为"是"，即为阳性，提示存在骨质疏松症的风险，并建议进行骨密度检查或FRAX风险评估	

BMI：体质量指数；FRAX：骨折风险评估工具。

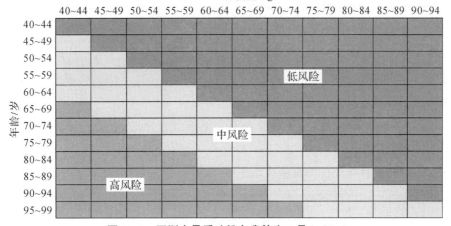

图3-1 亚洲人骨质疏松自我筛查工具（OSTA）

5. 骨质疏松症的临床表现

患者初期症状通常不明显,随着病情进展,骨量持续丢失,骨微结构破坏加重,部分患者会出现骨痛、脊柱变形甚至骨折。许多患者在发生骨质疏松性骨折等严重并发症后才被明确诊断。

(1) 骨骼疼痛

可出现腰背部或全身骨痛,在翻身、坐起及长时间行走后出现,夜间或负重活动时疼痛加重,并可能伴有肌肉痉挛。

(2) 脊柱变形

严重骨质疏松症患者由于椎体压缩性骨折,出现身高变矮或驼背等脊柱畸形,多发性胸椎压缩性骨折可导致胸廓畸形,甚至影响心肺功能。严重的腰椎压缩性骨折可能导致便秘、腹痛、腹胀、食欲减低等。

(3) 骨质疏松性骨折

骨质疏松性骨折属于脆性骨折,即在受到轻微外力时便发生骨折。常见骨折部位为椎体(胸、腰椎)、髋部(股骨近端)、前臂远端和肱骨近端,肋骨、跖骨、腓骨、骨盆等部位亦可发生骨折。发生骨质疏松性骨折后,再次骨折的风险显著增加。

6. 骨质疏松症的诊断

《原发性骨质疏松症诊疗指南(2022)》推荐双能 X 线吸收检测法(Dual Energy X-ray Absorptiometry,DXA)测定的骨密度作为诊断骨质疏松症的"金标准":T 值≥-1.0 SD 属正常,-2.5 SD<T 值<-1.0 SD 为骨量低下或骨量减少,T 值≤-2.5 SD 为骨质疏松症。符合骨质疏松症诊断标准且同时伴有一处或多处骨折为严重骨质疏松症。如发生椎体和髋部脆性骨折,无须依赖骨密度即可诊断骨质疏松症。DXA 测定中轴骨骨密度或桡骨远端 1/3 骨密度 T 值≤-2.5,以及肱骨近端、骨盆或前臂远端发生的脆性骨折且骨量减少(T 值在-2.5 SD 至-1.0 SD 之间)亦可诊断为骨质疏松症。

7. 骨转换标志物的意义

(1) 钙磷代谢调节指标

① 甲状旁腺素(Parathyroid Hormone,PTH)由甲状旁腺主细胞合成分泌,对维持机体钙磷平衡和调节骨代谢起着重要作用。

② 降钙素(Calcitonin,CT)由甲状腺滤泡旁细胞合成分泌,主要的靶细胞为破骨细胞,对成骨细胞亦有直接作用。

③ 维生素 D_3 是自然存在的脂溶性维生素,属类固醇激素,$25(OH)D_3$ 是人体内维生素 D 的主要储存形式。

(2) 骨形成标志物

① 骨特异性碱性磷酸酶(Bone Specific Alkaline Phosphatase,BALP)是成骨细胞的一种细胞外酶,其主要作用是在成骨过程中水解磷酸酶,有利于成骨。

② 骨钙素(Osteocalcin,OC)或称为骨釉蛋白(Bone Gla Protein,BGP)、γ-羧基谷氨酸蛋白(R-hydroxyglutamic Acid Protein,GLa 蛋白),是由非增殖期成骨细胞合成和分泌的一种特异非胶原骨基质蛋白,是反映骨形成的特异性生化指标。

③ Ⅰ型前胶原羧基末端肽(Type Ⅰ Procollagen Carboxyl-terminal Peptide,PICP)和Ⅰ型前胶原氨基末端肽(Type Ⅰ Procollagen Amino-terminal Peptide,PINP)衍生自Ⅰ型前胶原,在血清中的含量反映成骨细胞合成骨胶原的能力。

④ 骨保护素(Osteoprotegerin,OPG)又称护骨素、骨保护蛋白、破骨细胞生成抑制因子,通过 OPG/核因子 κB 受体活化因子(RANK)/RANK 配体(RANKL)系统发挥调节骨代谢作用。

(3) 骨吸收标志物

① 抗酒石酸酸性磷酸酶(Tartrate Resistant Acid Phosphatase,TRACP)在肺泡巨噬细胞和破骨细胞中含量丰富,正常人血清 TRACP 以两种不同的糖基化形式存在,即 TRACP-5a 和 TRACP-5b。

② Ⅰ型胶原交联羧基末端肽(Type Ⅰ Collagen Carboxy-terminal Peptide,CTX)在骨的有机质中,反映了破骨细胞骨吸收活性,其升高程度与破骨细胞活性增高的程度一致。

③ Ⅰ型胶原交联氨基末端肽(Type Ⅰ Collagen Amino-terminal Peptide,NTX)是骨胶原在肝脏中降解后尿中出现的一种稳定的最终产物,是含有尿吡啶啉(Pyr)和尿脱氧吡啶啉(D-Pyr)的低分子量多肽。

8. 骨质疏松症的防治

(1) 健康的生活方式

根据患者不同年龄阶段、个人健康和体能状态的规律功能锻炼是改善身体机能、降低跌倒风险、维护和提高骨密度的重要措施。老年人营养状况不良较为常见,通过饮食摄入充足的钙对获得理想骨峰值、减缓骨丢失、改善骨矿化和维护骨骼健康有益。

(2) 规范的药物治疗

① 钙剂:美国国家骨质疏松症基金会(NOF)与美国医学科学院(IOM)的膳食钙推荐摄入量 50~70 岁男性为 1 000 mg/d,男性(70 岁以上)和女性(50 岁以上)为 1 200 mg/d。中国居民膳食每天钙推荐摄入量 18~50 岁为 800 mg/d,50 岁以上为 1 000 mg/d。中华医学会骨质疏松和骨矿盐疾病分会推荐每日应补充的元素钙量为 500~600 mg。50 岁以上人群增加钙摄入量或服用钙补充剂可增加骨密度,但不能显著降低骨折风险。常见的补钙药物包括碳酸钙、醋酸钙、柠檬酸钙、枸橼酸钙、葡萄糖酸钙。

② 维生素 D:NOF 推荐 50 岁或以上的成年人每天需要维生素 D 800~1000 IU。IOM 的膳食维生素 D 推荐摄入量为 600 IU/d(70 岁以下)和 800 IU/d(70 岁以上)。中华医学会骨质疏松和骨矿盐疾病分会推荐每天维生素 D 摄入量成年人为 200 IU(5 μg),老年人为 400~800 IU,用于治疗骨质疏松症时为 800~1 000 IU(<2 000 IU/d)。常见的活性维生素

D药物包括骨化三醇、阿法骨化醇、艾地骨化醇等。

③ 双膦酸类药物：对于老年骨质疏松症患者推荐双膦酸类药物治疗骨质疏松。防治骨质疏松症的双膦酸盐主要包括阿仑膦酸钠等。口服双膦酸盐5年或者静脉滴注唑来膦酸3年后对患者病情进行评估以确定是否继续用药。老年骨质疏松骨折围手术期根据患者病情酌情考虑使用双膦酸盐治疗。

④ 地舒单抗：是一种全人源单克隆抗体（IgG2类），以高特异性和高亲和力与核因子-κB受体活化因子配体RANKL结合，阻止其与受体核因子-κB受体活化因子RANK结合，抑制破骨细胞的形成和活化。2010年首次在欧盟上市，被批准用于治疗骨折高风险的男性和绝经后女性骨质疏松症。

⑤ 降钙素类药物：能减少和抑制破骨细胞，减少骨量丢失并增加骨量。建议用于老年骨质疏松症中重度疼痛及骨折围手术期患者，时间不超过3个月。

⑥ 维生素K_2：用于骨折风险较低或者肾功能不全的老年骨质疏松症患者，可维持或改善肌肉力量和骨质量。四烯甲萘醌是维生素K_2的一种同型物，具有提高骨量的作用。

⑦ 雷洛昔芬：用于老年女性骨质疏松症治疗，降低椎体骨折风险。雷洛昔芬与深静脉血栓和肺栓塞的风险升高相关，应严格评估患者个体血栓形成风险。

⑧ 甲状旁腺素类似物（Parathyroid Hormone Analogue, PTHa）：对于骨吸收抑制剂疗效不佳、禁忌或不耐受的老年骨质疏松症患者，可用以提高骨密度及降低骨折风险，治疗时间不超过2年。

⑨ 中成药：仙灵骨葆胶囊（片）、骨疏康胶囊（颗粒）、金天格胶囊或强骨胶囊等，可与钙剂、维生素D及其他抗骨质疏松症药物联合使用。

注意事项：使用活性维生素D的患者，可依据血清PTH水平及骨转换生化指标来评估疗效，而非血清$25(OH)D_3$浓度；慢性肾功能不全（肌酐清除率<35 mL/min）患者禁用双膦酸盐及甲状旁腺素类似物，可使用维生素K_2；双膦酸盐类药物不推荐过长时间（>5年）使用，高骨折风险患者除外；双膦酸盐使用期间尽量避免拔牙等口腔手术。

第四节 帕金森病

一、疾病介绍

帕金森病（Parkinson's Disease, PD）是一种常见于中老年人的神经系统变性疾病，仅次于阿尔茨海默病，主要病理改变为黑质-纹状体多巴胺能通路变性。其致残率高，中晚期患者治疗效果差，治疗费用昂贵，长期护理需求高，给家庭和社会带来沉重的经济和精神负担，成为消耗国家医疗资源的"黑洞"，被认为是继癌症和心脑血管疾病之后影响老年健康的第三大"杀手"。

帕金森病临床上以静止性震颤、运动迟缓、肌强直和姿势步态障碍等运动症状为主要特征，同时伴有一系列非运动症状，包括便秘、嗅觉障碍、睡眠障碍、疼痛、情绪和认知障碍等。目前，帕金森病的病因尚不明确，遗传易感性、环境因素和老化是其主要原因。截至2021年我国帕金森病患者人数已接近400万，65岁以上的老年人患病率约为1.7%，每年以10万人数的速度持续增长。随着我国人口老龄化的加剧，帕金森病的疾病负担持续增加，需加强重点人群防治，优化患者的管理和治疗，提高患者及其家庭的生活质量。

二、患者跌倒现状

由于帕金森病患者常伴有步态异常和平衡障碍，其跌倒的风险远高于其他患者，有研究显示帕金森病患者每年跌倒1次的发生率为35%～90%，住院期间跌倒发生率为46%，2/3的患者有反复跌倒史。Hoehn-Yahr(H-Y)分级为1.0～2.5级的帕金森病患者反复跌倒风险为13.4%。随着疾病分级的加重，晚期患者反复跌倒风险可达100%。跌倒常常导致脑挫伤、硬膜血肿、骨折以及关节脱位、撕裂伤等损伤，帕金森病患者跌倒和骨折是其住院的最常见原因之一。有研究发现，帕金森病是股骨颈骨折患者5年病死率和再次手术的独立危险因素。

三、患者发生跌倒的因素

1. 疾病本身因素

（1）运动症状

中、晚期帕金森病患者常出现姿势不稳和步态异常（Postural Instability and Gait Disorder，PIGD）等症状，姿势不稳主要表现为躯干倾斜、脊柱变形和身体稳定性异常，导致患者在转身或改变体位时很难保持平衡。步态异常主要包括冻结步态（Freezing of Gait，FOG）、慌张步态、前冲步态和其他表现，如步幅变化、跨步长度减小、行走节律变化、双重任务执行功能障碍等，其中冻结步态最易导致患者的跌倒。冻结步态常常出现在进展期帕金森病患者中，表现为行走起步时患者的脚似乎被胶水粘在地面，不能正常行走，常常突然发生，持续数秒或数分钟，焦虑和抑郁情绪常常促进"冻结"发生。由于患者在冻结步态发作时突然无法迈步或者迈步极短，身体的重心却继续向前移动，很可能导致患者跌倒，对身体造成严重伤害。有研究表明，冻结步态主要发生在行走的启动、转弯、接近目的地、通过狭窄的通道和绕过障碍物过程中，家庭环境特别是狭小的卫生间、厨房最易发生冻结步态。帕金森病患者跌倒发生概率是普通老年人的两倍,产生的损伤、疼痛、活动受限及对跌倒的恐惧严重危害患者的健康和生活质量。

(2) 非运动症状

帕金森病患者的非运动症状如睡眠障碍、精神障碍、尿频、夜尿增多、体位性低血压等也是跌倒的影响因素。帕金森病患者的睡眠障碍包括夜间快速眼动期睡眠行为障碍、失眠、白天过度嗜睡。约1/3的帕金森病患者会出现快动眼睡眠行为障碍,梦境可以在行为上表现出来,大喊大叫、拳打脚踢,有时会对同床共眠的人造成伤害。患者夜间失眠、频繁做梦、快动眼睡眠行为障碍都明显增加夜间坠床风险。超过50%的帕金森病患者存在白天睡眠过多及不自主打瞌睡,显著增加患者白天跌倒的风险。帕金森病患者常伴有尿频、尿急和便秘等自主神经功能紊乱,其中夜尿增多增加夜间起夜次数,而帕金森病患者尤其是中晚期患者夜间药效差,导致夜间翻身、行走困难,起夜时易伴发跌倒。体位性低血压表现为帕金森病患者从平卧位改为站立位时收缩压降低大于 20 mmHg 或舒张压降低大于 10 mmHg,出现头晕,甚至黑矇、意识丧失,往往伴发跌倒。有研究发现,合并体位性低血压的帕金森病患者平均每周跌倒 1.05 次。有些帕金森病患者也会出现餐后低血压,餐后低血压可发生于进食后 15 分钟内,可持续长达 3 小时,大量碳水化合物为主的食物最易诱发该现象,导致患者在餐后出现头晕、跌倒。帕金森病晚期患者常合并痴呆和幻觉,一方面导致患者的生活能力进一步下降,另一方面患者经常混淆真实和虚幻,明显增加跌倒和意外伤害。

(3) 抗帕金森病药物

随着病情的进展,帕金森病患者的药物数量和剂量均有所增加。有研究发现患者跌倒的风险随着药物数量的增加而增加,每增加一种药物,跌倒风险增加70%。帕金森病药物如多巴胺受体激动剂,部分患者服用后并发白天睡眠过多、体位性低血压,明显增加患者跌倒风险。而安坦、金刚烷胺等药物使晚期患者容易并发幻觉。患者夜间失眠加用助眠药物后增加了夜间起夜跌倒风险。中、晚期帕金森病患者运动并发症的出现,使患者随着药物浓度的变化,有时出现难以控制的异动(身体的晃动或者舞动),有时又出现突然的关期(肢体的不能活动,包括行走困难),导致患者行走或活动过程中难以控制自己的身体和平衡,很大一部分患者的跌倒与之有关。

2. 肌少症

肌少症(Sarcopenia)是以肌肉质量及肌肉功能下降为主要特点的一种老年综合征,与老年人跌倒、生活质量下降、住院次数、死亡等因素相关。帕金森病患者低蛋白饮食、营养不良、缺乏维生素 D 的饮食方式,久坐或低体力活动的生活状态是肌少症发生的危险因素。在 2011 年的欧洲骨质疏松和骨关节炎大会中,Doherty 等首次报道,高达 29% 的帕金森病患者合并有肌少症,并且合并肌少症的帕金森病患者更易出现功能残疾。研究发现帕金森病患者肌少症的发生与帕金森病病程、运动症状受损程度、Hoehn-Yahr 分期、左旋多巴等效剂量、生活质量下降、跌倒频率增加、非运动症状负担增加、住院次数显著相关。同时帕金森病患者运动能力、营养状态恶化也会加速肌少症的发展。

3. 家庭环境

家庭是帕金森病患者最常出现跌倒的地点,因此患者的家庭环境往往需要做相应改造。居家环境包括生活空间狭小、灯光昏暗、椅子过低、门槛过高、楼梯、卫生间潮湿等均存在安全隐患。患者在居家环境中容易发生跌倒的地点通常为卫生间、卧室和厨房,其中卫生间是跌倒发生率最高的室内场所。

四、家庭中如何早期发现患者有跌倒风险

帕金森病患者和家属需要根据患者病情变化做好记录,完成帕金森日记:观察患者的药物疗效,有无冻结步态,有无严重的异动和较长时间的关期;关注患者的睡眠、认知、精神症状变化,监测患者的三体位血压。也可通过一系列简单评估动作早期发现患者是否有跌倒风险,包括:

(1) 连续 5 次起立坐下试验,若完成时间超过 10 秒或无法完成提示患者跌倒风险提升。

(2) 3 米计时起立步行试验,若患者完成时间超过 12 秒提示跌倒风险上升。

(3) 全足站立试验,一只脚的足跟与另一只脚的足尖相连,在无人搀扶的情况下双脚站立保持时间少于 10 秒提示跌倒风险提升。

五、社区医师如何对患者跌倒进行风险评估和家庭指导

社区医师对于帕金森病患者的跌倒评估,首先需要详细询问患者既往有无跌倒史(必要时可询问家人),筛查跌倒风险因素(包括认知功能障碍、药物疗效、体位性低血压、平衡障碍、步态异常、前庭功能损害、视觉障碍及肌肉减少等)。

除了可以进行上述家庭中常用的评估外,还可运用一些简单量表测评,如跌倒风险评估问卷、帕金森病运动量表、帕金森病冻结步态量表等,并且针对跌倒高危患者及有跌倒病史患者给予家庭照护和康复锻炼指导。根据患者的病情变化,提醒患者定期找专科医生复诊,进行治疗方案的制定与调整,必要时在专科指导下进行针对性的康复锻炼。

在家庭照护方面,由于帕金森病患者存在步态和姿势异常,行走时会出现起步困难、小碎步、前冲步态、转身冻结、平衡障碍等情况,导致跌倒的风险显著增加。家庭环境需要根据患者情况做相应的改造,从床到起居室、楼梯、厨房、卫生间以及每天活动时喜欢坐的椅子等,确保患者每天在这些地方行走是安全的。需要增加特殊的照明,把开关置于最方便的地方,过道的地方安装扶手,地面、墙角做防滑、防撞处理,用纸杯或塑料杯刷牙,男性使用电动剃须刀。由于帕金森病患者大多数意外发生在卫生间,因此浴池和淋浴墙需要安装护栏防止摔倒;马桶上安装护栏,方便起立和蹲下;采用坐位淋浴,浴池和淋浴房要放置橡胶防滑垫

以防滑倒。

在康复锻炼方面,患者可在运动症状较轻的情况下进行步态训练和平衡训练,在家庭环境下康复锻炼形式可以采取大步走、太极拳、五禽戏、八段锦等。保持脊柱挺直,防止身体前倾也是重要的训练,患者可以简单练习靠墙站立。需要注意的是,康复锻炼过程中应做好跌倒发生的防护,家人可以陪同训练,必要时前往医院在康复科专业指导下进行。

六、针对跌倒评估和治疗方面的新进展

随着可穿戴设备技术的发展,除传统的帕金森病跌倒评估相关量表外,还可基于可穿戴技术进行帕金森病跌倒风险的客观量化评估。针对帕金森及运动障碍病患者的可穿戴运动及步态量化评估系统能支持多种步态评估场景下的智能分析,可应用于医院、家庭环境等,评估内容包括计时起立行走、转身等,对运动症状、步态和平衡能力进行量化分析,综合评估跌倒风险。

针对帕金森病患者跌倒的治疗,除常规抗帕金森药物和康复锻炼以外,脑深部电刺激、脊髓刺激、经颅磁刺激、感觉提示和物理疗法等非药物治疗方法也有很好的疗效,在临床上得到广泛应用。此外,一些新兴的利用无创方式进行干预的方法以及产品能够自动检测帕金森病冻结步态,并进行基于动态个性化视觉或听觉信号刺激的无创神经调控干预,帮助患者即时解除冻结状态,减少跌倒风险。

第五节 规范用药

在诱发老年人跌倒的诸多危险因素中,药源性因素占据了至关重要的地位。药物使用与否、使用的剂量、同服药物的种类和数量以及药物使用方式等都可能引起跌倒。药物可以通过影响中枢神经系统、循环系统等导致老年人肢体乏力、听力受损、步态不稳、平衡障碍等,最终诱发跌倒。因此规范科学地进行老年人用药评估、系统管理、健康教育,可以降低老年人因药源性因素导致的跌倒风险水平。

一、老年人用药原则

1. 受益原则

要在有明确指征、治疗好处大于风险的情况下用药,并综合考虑个人既往疾病史、器官

功能、药效确切性及不良反应等情况,非必要暂不用药。在选择相同疗效的药物时,排除副作用更大如增加跌倒风险的药物。

2. 5种药物原则

可以单用药时不联用多种药,也不随意简化药物使用,用药种类尽量简单,最好5种以下,注意药物间的相互作用。

3. 小剂量原则

老年人用药量在中国药典规定为成人用药量的3/4,根据个体化情况,药物使用应从小剂量开始逐渐达到适宜于个体的最佳剂量。

4. 择时原则

根据时间生物学、时间药理学和疾病的昼夜规律,选择最合适的用药时间进行治疗,从而提高疗效、减少不良反应。

5. 暂停用药原则

密切观察用药反应,若有不良反应应及时停药,若病情进展应及时调整用药。

二、用药综合评估及调整

药物的种类、作用机制繁杂,且有很强的个体化影响,老年人作为多种慢性病高发人群,各项机能指标衰退,对其进行用药方案与用药风险评估是降低老年人药源性跌倒的重要方法。由经过系统培训的专业医疗机构医生或药师根据老年人身体机能、疾病状况以及药物性质、药物治疗管理流程对老年人用药进行用药方案与用药风险的全面评估,可在老年人因病就诊、体检咨询等时候进行评估,非专业人员不得擅自调整老年人用药。

1. 用药史评估

询问老年人既往和现在的用药情况,包括药品名称、用药目的、用法用量、疗效、副作用及不良反应、过敏史、老年人对药物的了解情况等。

2. 服药能力评估

评估老年人视力、听力、阅读力、理解力、记忆力、口腔状态、吞咽功能及手足运动功能等情况,判断老年人能否自行安全用药,以防因错服、多服少服、未按时服药等情况诱发跌倒。

3. 系统脏器功能评估

评估老年人各脏器的功能状况,如肝、肾功能生化指标,作为判断所用药物是否合理的参考依据。避免药量超出脏器代谢能力,导致增加跌倒风险药物在体内蓄积进而引起跌倒发生。

4. 用药适宜性评估

根据老年人既往疾病史、器官功能等个性化情况,参考老年人潜在不恰当用药比尔斯标准(Beers Criteria)(最新版为2023版)、老年人不适当处方筛查工具(Screening Tool of Older Person's Prescriptions, STOPP)、老年人处方遗漏筛查工具(Screening Tool to Alert Doctors to the Right Treatment, START)、《中国老年人潜在不适当用药判断标准》等，以评估分析老年人是否存在潜在不适当用药(Potential Inappropriate Medication, PIM)，做好包括患者信息、用药信息、用药效果评估、用药调整建议、评估人员信息等内容的用药评估记录，排查老年人使用的药物是否会增加跌倒风险并注明。

5. 调整用药策略

若老年人因PIM增加跌倒风险，则需由经过系统培训的专业人员根据老年人用药原则，及时按老年患者用药管理制度对老年人用药进行调整。

(1) 相同疗效，优选致跌倒风险较小的药物

尽量避免使用有耳毒性、作用于中枢神经系统、致低钠血症与低血糖、诱导心律失常与低血压等易诱发跌倒的药物。如必须使用，相同疗效时选择跌倒相关性更低的药物，且服用药物后应减少活动频率。

(2) 用药个体化

减少老年人PIM的发生，应根据老年人个体化信息，遵循老年人用药原则，从小剂量开始给药，密切观察用药反应，及时调整给药剂量及间隔时间，减少药物叠加联合使用的情况，将药量掌握在老年人个体化最低有效量。

不同给药途径也会改变药效时效性而影响药物不良反应的时间规律，因此掌握好老年人个体化给药方式可有效地降低跌倒事件的发生。

(3) 及时停药

应监测随访老年人用药情况，定期及时进行用药评估，适时调整，当老年人出现药物不良反应、对应症状消失或作用不明显、疗程结束等特殊情况时，经专业医生判断后及时停药。

三、药物相关性跌倒因素

1. 作用于中枢神经系统药物

(1) 抗精神病药物

抗精神病药物包括典型抗精神病药物(如氯丙嗪、异丙嗪、奋乃静、氟哌噻吨、氟哌啶醇、舒必利等)和非典型抗精神病药物(如氯氮平、奥氮平、利培酮等)，可产生锥体外系反应、迟发性运动障碍、抗胆碱作用与认知障碍、直立性低血压和镇静等不良反应，因而增加跌倒发生风险。

(2) 抗抑郁药物

研究表明，长期服用氟西汀、舍曲林、帕罗西汀、西酞普兰和氟伏沙明等抗抑郁药物时，其致骨质疏松不良反应及骨折发生风险增加。此外，包括文拉法辛、度洛西汀、米那普仑、米

氮平、安非他酮等类型药物引起的锥体外系反应、运动不能、直立性低血压、镇静及抗胆碱作用等均易导致跌倒事件的发生。

(3) 抗癫痫药物

抗癫痫药物包括苯妥英钠、卡马西平、苯巴比妥、乙琥胺、丙戊酸钠、苯二氮䓬类、托吡酯、拉莫三嗪左乙拉西坦等，长期服用会增加骨质疏松风险，从而增加跌倒及骨折风险。此外，抗癫痫药物副作用包括思维混乱、视物模糊、笨拙或步态不稳、眩晕、嗜睡、协调障碍、困倦、共济失调和震颤等，进而增加跌倒发生风险。

(4) 镇静催眠药

镇静催眠药分为苯二氮䓬类（如艾司唑仑、地西泮、阿普唑仑等）和非苯二氮䓬类（如右佐匹克隆、佐匹克隆、唑吡坦、扎来普隆），此类药物由于其药效直接引起嗜睡、晕眩、精神错乱、认知受损、运动失调及延缓反应时间等，显著升高跌倒发生风险。

(5) 其他类型

其他类型有易引起体位性低血压的拟多巴胺药（如苄丝肼左旋多巴、卡比多巴左旋多巴、吡贝地尔、普拉克索等），可抑制中枢神经系统、引起体位性低血压及肌肉松弛的阿片类镇痛药（如吗啡、芬太尼、哌替啶）。

2. 作用于循环系统药物

(1) 降血压药

降血压药有美托洛尔、特拉唑嗪、氨氯地平等，此类药物易导致低血压、直立性低血压、脑部血流灌注减少、肌肉无力、晕眩等，从而导致跌倒。

(2) 降糖药

降糖药可分为胰岛素/胰岛素类似物和口服降糖药，如二甲双胍、格列本脲、格列吡嗪等，此类药物使用不当有导致低血糖的可能，进而产生步态不稳、平衡障碍、注意缺陷、感觉功能异常、头晕、共济失调、昏迷、震颤等致跌倒因素。

(3) 利尿药

利尿药有氢氯噻嗪、呋塞米等，这类药物在起利尿作用的同时，患者可因机体短时间内丢失大量体液和电解质而出现低钠血症、血容量不足、直立性低血压或血压下降、低钾，导致嗜睡、乏力、头昏、站立行走不稳而跌倒。

(4) Ⅰa类抗心律失常药

Ⅰa类抗心律失常药有丙吡胺、奎尼丁和普鲁卡因胺等，可通过抗胆碱能特性或通过QT间期延长等机理诱发室性心动过速、药物性晕厥等不良反应发生，从而增加跌倒风险。

(5) 治疗慢性心功能不全药

强心苷类药物如洋地黄、地高辛可通过引起突发心律失常、头晕、精神障碍等从而增加跌倒风险。应注意老年人对该药物的耐受性较低，要根据实际情况减少使用剂量。

3. 其他类别药物

（1）氨基糖苷类抗菌药

氨基糖苷类抗菌药有庆大霉素、链霉素、妥布霉素、阿米卡星等，这类药品可干扰前庭正常功能，造成恶心呕吐、眩晕、眼球震颤、平衡障碍及耳蜗神经损害，增加跌倒的风险。

（2）抗变态反应药

第一代抗组胺药（如氯苯那敏、苯海拉明、异丙嗪）有一定的中枢抑制作用，且老年人对抗组胺药较敏感，易发生低血压、头晕等而导致跌倒。

（3）胃肠解痉药

胃肠解痉药有阿托品、东莨菪碱、曲美布汀，该类药物常有眩晕、视力调节障碍、困倦等不良反应，从而增加跌倒风险。

4. 多重用药

老年人常常因患有多种疾病而服用多种药物，多种药物联合应用时可能因药代学、药动学、药效学的影响，导致老年人跌倒的风险与单独用药相比大幅增加。

四、老年用药健康教育

老年用药健康教育是指医药师对老年患者提供合理用药指导、普及合理用药知识等服务的过程，以提高用药依从性，降低用药错误发生率。提高老年人正确用药的能力、进行老年人防跌倒药源性教育有利于降低老年人药源性跌倒的发生概率。对老年人及其看护人员宣传教育、定期进行老年人用药评估、减少或调整可能会导致跌倒药物的使用、说明药物可能会导致跌倒的风险、告知服用的相关药物的不良反应和预防措施，都应作为预防老年人跌倒健康教育的重要内容。

第六节　生活环境改造

随着年龄的增长，老年人居家活动时间增加，超过50%的老年人发生跌倒的场所在家中。环境中的危险因素是影响老年人跌倒事件发生的重要原因，若居住的环境存在多种易跌倒因素，其发生跌倒的频率也会随着增加。环境杂乱、照明不足、卫生间缺少扶手、公共空间设计缺陷等是导致老年人跌倒的主要环境危险因素。提高老年人居住环境宜居性，改善居住环境以最大限度地提高其安全性，能有效减少跌倒事件的发生，对预防老年人跌倒具有重要作用。笔者参考国家住房和城乡建设部于2021年12月印发的《完整居住社区建设指南》和2023年5月发布的《城市居家适老化改造指导手册》相关内容,对老年人住宅室内环境和社区环境提出改善建议。

一、住宅室内环境改善措施

1. 通用型改造

(1) 改善灯光照明

家中保持明亮的光线,采用均匀通亮、无频闪、不眩光的灯光设计。老年人进行一般活动时,照度在125~225勒克斯;进行阅读书写时,照度在600~750勒克斯。可以采用多光源照明、灯泡加上灯罩和尽量减少使用反光材料的方式防止眩光。

(2) 电源插座及开关改造

① 电源插座应结合老年人使用需求布置,保证老年人触手可及。数量应满足家具家电和安全报警装置的使用要求并选用安全型带开关插座,卫生间、淋浴间及未封闭阳台的插座开关应采用防水密闭型开关插座。

② 灯具开关宜采用带夜间指示灯的大面板双控开关,开关的高度一般设在距离地面850~1 100 mm处,便于老年人使用。

(3) 高差处理

地面高差既容易绊倒老年人,又不方便轮椅或助行器的通行。在改造时尽量消除室内高差,当高差难以消除时,应采取必要的措施辅助通行,如通过地面找坡、压条找坡等方式直接消除高差,或选用合适的斜坡辅具实现高差的平稳过渡,或安装扶手、设置局部照明和色彩反差辅助老年人平稳通行。

(4) 地面防滑平整

地面应平整,选用无过大凹凸的材质,不同材质交接处应保证平滑过渡,避免产生新的高差。对于室内坑洼地面应进行平整硬化,然后进行上部面层的防滑处理,施工完成后要保证其平整性。

2. 不同生活空间改造

(1) 入户空间

① 进入室内时有方便开关的照明,选用声控、红外线自动感应或宽面板开关,便于老年人使用。

② 入门处设置换鞋凳,宜选用带扶手、下方带搁板的稳固的鞋凳。

③ 门厅处可设置适老化鞋柜,方便储物的同时为老年人通行提供支撑。鞋柜高度可适当抬高,便于老年人撑扶,下部宜留空,内宜设感应式灯带,便于老年人视物。

(2) 起居室

① 室内空间宽敞,家具固定位置,避免尖锐和突出,防止产生磕碰,不乱摆放杂物。

② 沙发高度不要太低，以坐下后大腿与小腿之间的角度不小于 90°为宜，宜选用座面较硬的、有扶手的沙发，深度不宜过深，便于老年人落座和起身。茶几高度应略高于沙发，方便老年人取物，茶几与沙发前缘之间净宽不宜小于 300 mm，茶几下部宜便于老年人伸直腿部。

③ 宜选用适老餐桌椅，采用大圆角设计，避免老年人磕碰受伤。

（3）卧室

① 卧室宜有良好采光，选用深色遮光降噪窗帘。

② 在卧室门旁边和床头设置伸手可及的双控开关，方便老年人在进入卧室以及在床上时都能控制照明；同时考虑到老年人容易起夜的特点，安装小夜灯或脚边灯。

③ 使用硬度适中的床垫，必要时可安装床边护栏或抓杆，在方便老年人起身的同时也可以降低意外跌落的风险；床的高度与膝盖齐平，保证老年人坐在床边，脚可以完全着地。

④ 床边应有放置物品的床头柜，便于拿取手机、手电筒等生活用品。

⑤ 应在床头设置按钮和拉绳相结合的紧急呼救装置，确保老年人伸手可及，以应对突发情况的发生。

⑥ 卧室的地面宜选用防滑、保暖、隔音性能较好的地面材料。

（4）厨房

① 安装报警器：在天花板上方设置烟雾报警器，同时安装炉灶自动熄火保护装置。按现行国家标准及规范要求设置燃气浓度检测报警器及紧急切断装置，避免安全事故的发生。

② 在吊柜下方设置开敞式中部柜、中部架，或可下拉式拉篮，方便老年人取放物品。上方吊柜厚度宜略小于下方橱柜，保证老年人适度前倾时头部不易触碰到上方吊柜边缘。

③ 操作台面改造：根据老年人身高和使用情况合理改造操作台尺度，操作台下留有足够放置膝盖或轮椅回旋的空间。

Ⅰ. 站姿操作台面下宜预留膝盖及脚尖可深入的空间。

Ⅱ. 坐姿操作台面台下空间净高不宜小于 650 mm，且进深不宜小于 300 mm，以满足轮椅最小转向宽度，有条件的可选用台面高度可调的操作台。

④ 安装积水报警设备：在地面安装积水报警器，及时发现家中漏水现象，避免地面湿滑引起摔倒。当老年人忘记关闭水阀、地面浸水时及时提醒，可联动其他装置，自动关闭水阀。

⑤ 厨房铺设防滑、抗冲击地面。

（5）卫生间

① 卫生间宜干湿分区，设置浴帘，铺设防滑地面，通过合理组织排水，避免地面积水，以降低老年人因地面湿滑而造成跌倒的风险。

② 尽量使用坐便器，并匹配相适应的扶手，高度不宜低于 450 mm。

③ 老年人洗澡时宜优先选择淋浴的方式，并在淋浴区域设置垂直和水平抓杆（扶手）和淋浴椅，淋浴椅应采用防滑、防锈、防水的材质，淋浴时使用防滑地垫，洗漱物品放在伸手可及的位置。

④ 宜在坐便器及淋浴附近设置按钮和拉绳相结合的紧急呼救装置，以便于老年人在身

体不适或发生安全意外等紧急情况时向外界呼救。

⑤ 盥洗台下方宜留空,便于使用轮椅及助行器的老年人使用。盥洗台一侧宜设置横杆式扶手,也可起到搭挂毛巾的作用。选择混水水龙头,方便调节水温,宜采用长柄式或感应式水龙头,便于老年人开关水阀。

(6) 阳台

① 尽量将阳台封闭,避免雨天淋湿地面。

② 晾衣架应采用可升降式衣架或低位晾衣杆,晾衣架周围宜保证一定的空间,便于老年人操作。

③ 当阳台无护栏时,宜增设护栏并采用有立柱的结构形式,防护高度应满足现行标准规范要求,不低于1 050 mm。

二、社区环境改善措施

1. 楼道内部改善

(1) 楼道的照明

① 保证楼道内的照明充足,避免暗角和阴影,提高老年人的可见性。

② 照明设备应安装在合适的位置,高度适中,避免老年人被眩光刺激。

③ 考虑使用感应式照明系统,根据人体活动自动开启或关闭,提高能源利用效率。

(2) 楼梯地面防滑

① 使用防滑的地面材料,增加地面的摩擦力,减少老年人滑倒的风险。

② 避免地面有突起、凹陷或不平整的情况,确保老年人行走平稳、舒适。

(3) 楼梯扶手

① 沿楼梯和走廊设置牢固可靠的扶手和栏杆,为老年人提供稳固的支撑。

② 扶手高度不应低于1 050 mm,便于老年人握持和使用。

(4) 安全标识和提示

① 在楼道的关键位置设置明显的安全标识,如楼层指示、出口标识等,方便老年人辨识。

② 使用醒目的色彩和大字体设计,提高标识的可视性。

③ 在楼梯下端设置醒目的脚踏警示标志,提醒老年人注意台阶高差。

(5) 加装电梯

既有四层及以上无电梯住宅,可结合实际,实施加装电梯改造,电梯轿厢至少应满足一位乘轮椅者和一位陪护人员共同乘梯需要。电梯入户能降低老年人在上下楼梯时的跌倒风险。

2. 社区内部道路

（1）铺设无障碍通道

在社区内住宅、各类配套服务设施出入口有高差处应增设轮椅坡道、助力扶手和护栏等无障碍设施，并采用防滑材料，以方便老年人行动和使用轮椅、助行器等辅助工具。

（2）建设连贯各类配套设施、公共活动空间与住宅的社区步道

步道的铺装应选择坚实、牢固、防滑和透水的材料，沿线设置休息座椅、垃圾箱、指向和警示标识等辅助设施。

3. 安全环境改善

增加照明设施，确保社区的灯光充足，减少老年人夜间行走的安全隐患。安装监控摄像头和防盗报警系统，提升社区的安全性。

4. 提供室外活动场所和社区服务设施

在社区内设置公园、休闲广场或健身设施，供老年人进行户外活动和体育锻炼，促进社交交流和身体健康；设置社区卫生服务站、物业服务站等，方便老年人得到基本医疗和生活服务的支持；由于老年人步行速度、耐力和范围随着身体机能衰退而有所下降，故步行到达各类配套设施的时间不宜超过10分钟，避免老年人因过远距离的路程而产生跌倒风险。

5. 维修和保养

加强对老旧建筑的维修和保养工作，确保建筑结构和设施设备的安全可靠性；及时修复不平整的路面、漏水、电梯等故障；定时清理道路障碍物，检查社区安全隐患等。

6. 应用智能化设备

引入智能化设备和技术，例如智能门禁系统、远程医疗服务等，提高老年人的生活便利性和安全性。

第七节　社会支持

老年人跌倒的预防和干预管理需要在政府主导下进行多部门间的合作，全社会共同参与。

一、政府主导，制定政策，完善工作网络

老年人跌倒的预防具有多学科交叉的性质，为加强对老年人跌倒的干预工作，政府部门

设置由政府主导,卫健、宣传、环境等多部门参与的老年人跌倒预防工作领导小组,负责组织领导、政策衔接、检查督导和考核评估,下设办公室,合作开展宣传教育、媒体倡导、数据利用等项目,实现优势互补、分工协作、资源共享、相得益彰的长效运行机制。

二、卫健部门加强健康教育和科普宣传,提供可及性医疗服务

(1) 利用各类新闻媒介多渠道的宣传开展老年人跌倒预防工作的目的、意义和具体预防措施等,提高老年人预防跌倒的意识,掌握基本的防跌倒技能,养成防跌倒行为习惯。

(2) 开展老年健身、老年保健、老年疾病防治与康复等内容的教育活动,加强老年人自救互救卫生应急技能训练,开展预防老年人跌倒的干预和健康指导。

(3) 优化老年医疗卫生资源配置,推动二级以上综合医院开设老年医学科,增加老年病床位数量,提高老年人医疗卫生服务的可及性。

(4) 社区卫生服务机构定期对社区内的老年人进行跌倒风险评估,掌握具有跌倒风险的老年人群的基本信息,开展老年人居家环境入户评估及干预。对有跌倒风险和曾经发生过跌倒的老年人,应在健康档案中明显标记,予以重点关注,按照评估风险级别定期进行相应的随访。

(5) 对老年人家属及看护人员进行"安全护理"培训,使他们掌握相关的照护知识和技能。对曾经发生过跌倒的老年人,与其家属或看护人员共同分析可能导致跌倒的原因,必要时应进行家访,提出预防措施及建议。

(6) 为有高跌倒风险的老年人建立家庭病床,提供医疗照护服务,协助建立安全的居住环境。对患有帕金森病、小脑功能不全、内耳眩晕症、脑出血后遗症等平衡功能障碍的患者,为其配置专业医师,评定其步态及平衡能力,进行必要的功能训练。

(7) 开展老年人跌倒调查,系统收集老年人跌倒的严重程度、特点等数据,研究老年人跌倒的原因,探讨预防和降低老年人跌倒的方法及干预措施。

(8) 加强医疗急救技能培训和教育,发现老人跌倒在地,不要急于扶起,要分情况进行处理。首先上前查看老人神志是否清楚,呼唤是否有回应,能否正确回答问题。对于清醒、能够回答问题者,检查身体有无外伤、出血,及时包扎止血。如老人不能回忆起跌倒时的情形,需要排除脑血管意外发作或晕厥发作。对于跌倒后呼之不应、人不清醒、不能回答问题者,应及时施救,拨打120急救电话。

三、其他部门协同开展医养结合、社区照护、环境改善

(1) 完善医养结合政策,鼓励养老机构与周边的医疗卫生机构开展多种形式的合作,推动医疗卫生服务延伸至社区、家庭。支持社会力量开办非营利性医养结合服务机构。

(2) 从社区层面整合资源,加强社区日间照料中心等居家养老服务机构、场所和相关服

务队伍建设,鼓励为老年人提供上门服务,为居家养老提供依托。独居的老年人属于跌倒的高危人群,社区街道和居委会应定期访问独居的老年人。

① 社区街道、居委会和社区卫生服务机构定期在社区开展有针对性的防跌倒健康教育。

② 指导老年人起床或活动时应缓慢改变体位和正确上下床,当卧位转为站位时,遵循三部曲,即平躺30秒后再坐起,坐起后30秒再站立,站立后30秒再行走。

③ 根据老年人需要指导其正确使用助行器(如轮椅、拐杖等)。

④ 固定移动床、轮椅、便器的脚刹,定期检查脚刹,确保功能完好。

⑤ 对高风险老人可安装床栏,必要时加长加高防护栏。

⑥ 社区街道和居委会组织老年人开展丰富多彩的文体活动。

⑦ 了解老年人心理和精神状况,帮助老年人缓解对跌倒的恐惧心理。

(3) 优化老年人住、行、医、养等环境,营造安全、便利、舒适、无障碍的老年宜居环境。推进老年人社区和居家适老化改造,支持适老住宅建设。

① 道路要平整、干净整洁,地面应铺设防滑砖。

② 保持夜间道路的可见度,增设路灯。

③ 在有高度差的地方设置坡道、扶手等,定期打扫维护。

④ 定时清理道路障碍物,清理楼道,禁止在楼道内随便堆放杂物及垃圾。

⑤ 雨、雪天注意及时清理路面。

⑥ 设立预防跌倒警示牌。

(4) 家中是老年人跌倒发生较多的场所,适老化的家居环境有助于预防老年人跌倒。

① 室内有充足自然光或照明,避免灯光直射、光线过亮反光,最好有夜间灯且开关容易触及。

② 地面应平坦,坡度小于5°,通道无障碍物。

③ 家具、物品放置有序,不宜随便挪动,常用物品放置到老年人方便取用的位置,不需借助梯子、凳子等拿取物品。

④ 走廊、楼梯、卫生间和浴室设置扶手,地面无水渍,铺防滑地垫;地面清洁等服务实施前及服务过程中,应在显著位置放置安全提示标识;地面清洁等任务完成后,应确保地面干燥、无障碍物。

⑤ 延长房间呼叫铃的电线,保证置于老年人容易取到处。根据老年人身高调节床的高度,以老年人坐在床上双脚平放能够着地面为宜,固定床脚刹车,加长防护栏。

⑥ 在楼梯、过道等地方安装扶手。

⑦ 消除门槛及地面高度差。

⑧ 增设高度合适并带有扶手的换鞋凳。

⑨ 将湿滑的地面更换成防滑材料。

⑩ 在淋浴区和坐便器附近增设扶手。

⑪ 在卧室通往卫生间等常用过道添加感应灯。

⑫ 选用安全稳定的洗澡椅,并采用坐姿淋浴。

⑬ 选择高度适宜的床,并在床边设置易伸手摸到的台灯等。

参 考 文 献

[1] 预防老年人跌倒健康教育核心信息[J]. 江苏卫生保健,2022(2):50-52.

[2] 叶琼,林婷,杨雨婷. 预防老年人居家跌倒健康教育方法研究进展[J]. 护理研究,2021,35(11):1944-1946.

[3] 夏庆华,姜玉,钮春瑾,等. 老年人跌倒社区综合干预效果的研究[J]. 中国慢性病预防与控制,2010,18(5):515-517.

[4] 胡秀英,石垣和子,金宪经,等. 健康教育对预防老年人跌倒的效果研究[J]. 中华护理教育,2004(2):85-87.

[5] 谢刚. 我国推动社区教育与创新社区治理的协同发展研究[J]. 成人教育,2021,41(9):41-45.

[6] 常青. 健康促进理念下的老年健康教育[J]. 体育科技文献通报,2013,21(6):11-13.

[7] 袁小琼,郑丽芳. 家属参与式健康教育在贫困山区老年人COPD护理中的应用效果[J]. 当代护士(上旬刊),2018,25(11):153-154.

[8] 何雁,王琳. 住院期间健康教育对老年患者出院后跌倒的预防作用[J]. 解放军护理杂志,2009,26(4):10-11,29.

[9] 周瑶.《健康教育与健康促进基本理论与实践》实践教学方法的探讨[J]. 健康教育与健康促进,2019,14(4):374-377.

[10] 洪文治,董安顺,王银才. 社区老年人健康教育本土化方法探索[J]. 海峡预防医学杂志,2016,22(5):59-61.

[11] 朱洁清,郑小敏,王琦,等. 关于老年人跌倒的健康教育[J]. 广西医科大学学报,2007(S2):198-199.

[12] 张勤. 预防肌少症,清淡饮食要有度[J]. 保健医苑,2022(7):18-19.

[13] 杨斯怡,张莉娜,宋璐璐,等. 老年人跌倒与行为及生活方式关联分析:基于东风同济队列的横断面研究[J]. 伤害医学(电子版),2018,7(4):29-36.

[14] 白金文,陈长香. 睡眠与运动习惯对居家高龄老人跌倒风险的预测作用[J]. 中国老年学杂志,2020,40(23):5062-5065.

[15] 吴亦. 江阴市老年健康教育与健康促进工作的实践与思考[J]. 江苏卫生事业管理,2021,32(10):1403-1405.

[16] 王小华,王宇强,陈长香,等. 吸烟、饮酒、喝绿茶等生活习惯对老年人骨质疏松的影响[J]. 中国骨质疏松杂志,2015,21(10):1187-1190,1200.

[17] 尤黎明,张军,刘可,等. 老年人跌倒的有关危险因素分析[J]. 中华护理杂志,2001(8):8-11.

[18] 闫青,刘峰. 安全教育与家居环境改造对预防老年人跌倒的作用[J]. 中华护理杂志,2008(10):946-947.

[19] 古兰丹木. 安全教育与家居环境改造对预防老年人跌倒的作用调查[J]. 中国误诊学杂志,2012,12

(1):129.

[20] 马骁.健康教育学[M].2版.北京:人民卫生出版社,2012.

[21] 周恩庭,唐岚.以健康教育信息为载体的社区卫生服务中心公众号研建及社区居民回应性分析[J].山西医药杂志,2018,47(1):85-86.

[22] 陈琦蓉,刘丹,唐四元.社区老年人健康教育现状及对策[J].中国老年学杂志,2017,37(22):5729-5732.

[23] 王瑞元,苏全生.运动生理学[M].北京:人民体育出版社,2012.

[24] 运动处方中国专家共识(2023)[J].中国运动医学杂志,2023,42(1):3-13.

[25] 胡慧秀,赵雅洁,孙超.老年人失能预防运动干预临床实践指南(2023版)[J].中国全科医学,2023,26(22):2695-2710,2714.

[26] 彭春政,刘红存,陈金鳌,等.扰动太极拳对老年男性肌肉力量、步态特征和抗跌倒风险指数的影响[J].中国老年学杂志,2023,43(4):839-844.

[27] 孔翠,陈茜,陈翠香,等.中国传统养生运动在老年人跌倒预防中的应用研究进展[J].护理研究,2023,37(22):4060-4065.

[28] BRITO L C,MARIN T C,AZEVÊDO L,et al. Chronobiology of exercise:Evaluating the best time to exercise for greater cardiovascular and metabolic benefits[J]. Comprehensive Physiology,2022,12(3):3621-3639.

[29] 邹连玉,郑丽维,范维英,等.八段锦预防老年人跌倒效果的系统评价[J].按摩与康复医学,2022,13(5):40-44.

[30] 贾金丽,潘爱红,魏道琳,等.步态平衡操联合抗阻训练对跌倒高风险老年人平衡能力、运动能力和跌倒效能的影响[J].实用预防医学,2022,29(10):1229-1232.

[31] 叶莹,韩辉武,周秋红,等.运动是一剂良药:《国际老年人运动建议(ICFSR):专家共识指南》要点解读[J].实用老年医学,2022,36(9):968-972.

[32] 中国营养学会骨营养与健康分会,中华医学会骨质疏松和骨矿盐疾病分会.原发性骨质疏松症患者的营养和运动管理专家共识[J].中华骨质疏松和骨矿盐疾病杂志,2020,13(5):396-410.

[33] MATTLE M,CHOCANO-BEDOYA P O,FISCHBACHER M,et al. Association of dance-based mind-motor activities with falls and physical function among healthy older adults:A systematic review and meta-analysis[J]. JAMA Network Open,2020,3(9):e2017688.

[34] 侯慧磊,刘习方,田素斋,等.步态平衡训练对老年人平衡功能、神经功能及抗跌倒风险的影响[J].河北医药,2020,42(8):1227-1230.

[35] SIVARAMAKRISHNAN D,FITZSIMONS C,KELLY P,et al. The effects of Yoga compared to active and inactive controls on physical function and health related quality of life in older adults- systematic review and meta-analysis of randomised controlled trials[J]. International Journal of Behavioral Nutrition and Physical Activity,2019,16(1):33.

[36] YOUKHANA S,DEAN C M,WOLFF M,et al. Yoga-based exercise improves balance and mobility in people aged 60 and over:A systematic review and meta-analysis[J]. Age and Ageing,2016,45(1):21-29.

[37] 刘建宇,向家俊,魏星临,等.广场舞对绝经后妇女骨密度、血清雌激素及平衡能力的影响[J].中国体

育科技,2014,50(2):78-82.

[38] 原瑞瑞,刘海凤.空气质量与城市体育锻炼者健康效应的关联分析[J].四川体育科学,2014,33(5):16-19,23.

[39] PATEL N K,NEWSTEAD A H,FERRER R L. The effects of Yoga on physical functioning and health related quality of life in older adults: A systematic review and meta-analysis[J]. Journal of Alternative and Complementary Medicine,2012,18(10):902-917.

[40] HOWE T E,ROCHESTER L,NEIL F,et al. Exercise for improving balance in older people[J]. Cochrane Database of Systematic Reviews,2011(11):CD004963.

[41] 张彩芳,周军,史清钊,等.太极拳运动对老年人步态稳定性的影响[J].现代生物医学进展,2011,11(5):918-921.

[42] 杨晓慧,王宁利.中国视力残疾人群现状分析[J].残疾人研究,2011(1):29-31.

[43] 熊妮娜,叶奇,施继良.2006年中国老年人残疾状况分析[J].残疾人研究,2011(3):76-79.

[44] 孙葆忱,胡爱莲.临床低视力学[M].北京:人民卫生出版社,2013.

[45] 魏文斌,董力.病理性近视是近视防控的重点和难点[J].安徽医科大学学报,2022,57(2):169-172.

[46] 银娟萍,彭惠.年龄相关性黄斑变性的预防[J].国际眼科杂志,2012,12(2):271-273.

[47] 万光明,薛瑢.糖尿病视网膜病变的危险因素与预防控制[J].眼科新进展,2021,41(6):501-505.

[48] 王雪琼,李军,黎卫平.原发性开角型青光眼的治疗现状[J].临床眼科杂志,2017,25(2):183-187.

[49] 马建霞,张丽,徐宁宁.老年低视力和盲的病因及光学助视器在康复中的应用[J].国际眼科杂志,2017,17(8):1599-1601.

[50] QASEEM A,HICKS L A,ETXEANDIA-IKOBALTZETA I,et al. Pharmacologic treatment of primary osteoporosis or low bone mass to prevent fractures in adults: A living clinical guideline from the American college of physicians[J]. Annals of Internal Medicine,2023,176(2):224-238.

[51] SIRIS E S,ADLER R,BILEZIKIAN J,et al. The clinical diagnosis of osteoporosis: A position statement from the national bone health alliance working group[J]. Osteoporosis International,2014,25(5):1439-1443.

[52] ZHANG H,HU Y,CHEN X,et al. Expert consensus on the bone repair strategy for osteoporotic fractures in China[J]. Frontiers in Endocrinology,2022,13:989648.

[53] CIANCIA S,HÖGLER W,SAKKERS R J B,et al. Osteoporosis in children and adolescents: How to treat and monitor?[J]. European Journal of Pediatrics,2022,182(2):501-511.

[54] GANESAN K,JANDU J S,ANASTASOPOULOU C,et al. Secondary Osteoporosis[M]. Treasure Island (FL):StatPearls Publishing,2023.

[55] 中华医学会骨质疏松和骨矿盐疾病分会.原发性骨质疏松症诊疗指南(2017)[J].中华骨质疏松和骨矿盐疾病杂志,2017,10(5):413-444.

[56] PINTO D,ALSHAHRANI M,CHAPURLAT R,et al. The global approach to rehabilitation following an osteoporotic fragility fracture: A review of the rehabilitation working group of the international osteoporosis foundation (IOF) committee of scientific advisors[J]. Osteoporosis International,2022,33(3):527-540.

[57] GAO C,SONG H J,CHEN B H,et al. The assessment of the osteoporosis self-assessment tool for

asians and calcaneal quantitative ultrasound in identifying osteoporotic fractures and falls among Chinese people[J]. Frontiers in Endocrinology,2021,12:684334.

[58] FUJIMAKI H,TOMIOKA M,KANOSHIMA Y,et al. Accuracy of the Fracture Risk Assessment Tool for judging pharmacotherapy initiation for primary osteoporosis[J]. Journal of Bone and Mineral Metabolism,2022,40(5):860-868.

[59] TAI V,LEUNG W,GREY A,et al. Calcium intake and bone mineral density:Systematic review and meta-analysis[J]. BMJ,2015,351:h4183.

[60] 贾建平,崔丽英. 神经病学[M]. 北京:人民卫生出版社,2019.

[61] 刘佳,段春礼,杨慧. 帕金森病发病机制与治疗研究进展[J]. 生理科学进展,2015,46(3):163-169.

[62] 张丽娟,邵海涛,王跃秀,等. 帕金森病研究进展[J]. 生命科学,2014,26(6):560-570.

[63] 凌卫仙,周俊,余蔚菲,等. 帕金森患者跌倒发生情况及其相关因素分析[J]. 现代临床护理,2013,12(9):20-23.

[64] ALLEN N E,SCHWARZEL A K,CANNING C G. Recurrent falls in Parkinson's disease:A systematic review[J]. The Neuroscience of Parkinson's,2013(1):906274.

[65] LATT M D,LORD S R,MORRIS J G L,et al. Clinical and physiological assessments for elucidating falls risk in Parkinson's disease[J]. Movement Disorders,2009,24(9):1280-1289.

[66] BENATRU I,VAUGOYEAU M,AZULAY J P. Postural disorders in Parkinson's disease[J]. Neurophysiologie Clinique,2008,38(6):459-465.

[67] NONNEKES J,SNIJDERS A H,NUTT J G,et al. Freezing of gait:A practical approach to management[J]. The Lancet Neurology,2015,14(7):768-778.

[68] OKUMA Y,SILVA DE LIMA A L,FUKAE J,et al. A prospective study of falls in relation to freezing of gait and response fluctuations in Parkinson's disease[J]. Parkinsonism & Related Disorders,2018,46:30-35.

[69] DE SOUZA FORTALEZA A C,MANCINI M,CARLSON-KUHTA P,et al. Dual task interference on postural sway,postural transitions and gait in people with Parkinson's disease and freezing of gait[J]. Gait & Posture,2017,56:76-81.

[70] GÓMEZ-JORDANA L I,STAFFORD J,et al. Crossing virtual doors:A new method to study gait impairments and freezing of gait in Parkinson's disease[J]. Parkinson's Disease,2018,2018:2957427.

[71] MATINOLI M,KORPELAINEN J T,KORPELAINEN R,et al. Orthostatic hypotension,balance and falls in Parkinson's disease[J]. Movement Disorders,2009,24(5):745-751.

[72] BENNETT A,GNJIDIC D,GILLETT M,et al. Prevalence and impact of fall-risk-increasing drugs, polypharmacy,and drug-drug interactions in robust versus frail hospitalised falls patients:A prospective cohort study[J]. Drugs and Aging,2014,31(3):225-232.

[73] DOHERTY J,FARID S,AVALOS G,et al. Falls and disability in a study of sarcopenia and bone health in Parkinson's disease[J]. Osteoporosis International,2011(1):S352-S353.

[74] LIMA D P,DE ALMEIDA S B,BONFADINI J C,et al. Clinical correlates of sarcopenia and falls in Parkinson's disease[J]. PLoS One,2020,15(3):e0227238.

[75] DA LUZ M C L,BEZERRA G K A,ASANO A G C,et al. Determinant factors of sarcopenia in

individuals with Parkinson's disease[J]. Neurological Sciences,2021,42(3):979-985.

[76] 中华人民共和国国家卫生健康委员会.国家卫生健康委办公厅关于印发医疗机构药学门诊服务规范等5项规范的通知[EB/OL].(2021-10-09)[2024-02-14]. http://www.nhc.gov.cn/yzygj/s7659/202110/f76fc77acd87458f950c86d7bc468f22.shtml,2021-10-09.

[77] 胡秀英,肖惠敏.老年护理学[M].5版.北京:人民卫生出版社,2022.

[78] 张倩,李沭,李朋梅.美国老年医学会老年人潜在不适当用药Beers标准2023版解读[J].中国全科医学,2023,26(35):4372-4381.

[79] 黄茜,陈常风,闫素英,等.依据Beers、STOPP和Strand分类法探讨社区医院老年多重用药患者的用药问题[J].国际老年医学杂志,2023,44(4):419-423.

[80] 周双,孔佳禾,宗宇桐,等.老年人药源性跌倒风险研究与干预进展[J].中国医院药学杂志,2022,42(1):98-103.

[81] VAN POELGEEST E P, PRONK A C, RHEBERGEN D, et al. Depression, antidepressants and fall risk:therapeutic dilemmas:A clinical review[J]. European Geriatric Medicine,2021,12(3):585-596.

[82] 广东省药学会.老年人药物相关性跌倒预防管理专家共识[J].今日药学,2019,29(10):649-658.

[83] 陈瑞玲.跌倒的药源性因素及干预策略[J].药品评价,2019,16(6):13-15,58.

[84] 张彩霞,马卓,崔向丽.三种老年人潜在不适当用药评估标准的比较[J].中国药物应用与监测,2019,16(1):43-45,56.

[85] 中国老年保健医学研究会老年合理用药分会,中华医学会老年医学分会,中国药学会老年药学专业委员会,等.中国老年人潜在不适当用药判断标准(2017年版)[J].药物不良反应杂志,2018,20(1):2-8.

[86] 余力,姜玉,周鹏,等.老年人用药与跌倒关系的研究进展[J].伤害医学(电子版),2018,7(2):51-55.

[87] DE VRIES M,SEPPALA L J,DAAMS J G,et al. Fall-risk-increasing drugs:A systematic review and meta-analysis:I. cardiovascular drugs[J]. Journal of the American Medical Directors Association,2018,19(4):371.e1-371.e9.

[88] 温璐平,吴海燕,元刚.第2版老年人不适当处方筛查工具(STOPP):2014年版[J].中华老年医学杂志,2016,35(4):452-455.

[89] ABAD V C,GUILLEMINAULT C. Insomnia in elderly patients:recommendations for pharmacological management[J]. Drugs & Aging,2018,35(9):791-817.

[90] 中华人民共和国国家卫生健康委员会.老年人跌倒干预技术指南[EB/OL].(2011-09-06)[2023-10-16]. http://www.nhc.gov.cn/wjw/gfxwj/201304/729e74b51ab5434c965ec03164eca46d.shtml.

[91] 薛文忠,李长振,王震.老龄化背景下老年人主动健康促进行动方案构建与实施策略[J].广州体育学院学报,2022,42(4):45-53.

[92] 周君桂,李亚洁.老年病人跌倒危险评估方法及评定量表研究概况[J].护理学报,2008,15(12):11-14.

[93] 健康中国行动推进委员会.健康中国行动(2019—2030年)[EB/OL].(2011-09-06)[2023-07-09]. https://www.gov.cn/xinwen/2019-07-15/content_5409694.htm.

[94] 库洪安,詹燕,于淑芬,等.老年人跌倒的预防[J].中华护理杂志,2002(2):63-64.

[95] 李莺,程云,赵丽蓉.老年人害怕跌倒的研究进展[J].中华护理杂志,2014,49(4):458-462.

[96] 赵新鹏. 既有住区建筑改造的养老设施优化研究[D]. 大连:大连理工大学,2019.

[97] 陈佳昱. 老旧小区住宅套内空间适老化改造设计研究[D]. 北京:北京建筑大学,2023.

[98] 闫青,刘峰. 安全教育与家居环境改造对预防老年人跌倒的作用[J]. 中华护理杂志,2008,43(10):946-947.

[99] 张哲,赵珍仪,刘旭晔,等. 老年人居家环境致跌危险因素分析及防跌倒居家环境优化设计[J]. 中国住宅设施,2016(Z3):36-42.

[100] 刘翠鲜,沈志祥. 老年跌倒的特点与预防策略[J]. 中国老年学杂志,2013,33(2):459-461.

04 第四章
老年人跌倒后处置

第一节　老年人如何自救

一、老年人自救

老年人跌倒一般为低能量损伤,跌倒后常见的损伤部位为头部、脊柱及四肢。老年人跌倒后首先不要急着起来,平复心态,调整情绪,自我回忆跌倒过程,评估跌倒损伤的程度,环顾四周,快速熟悉跌倒周围的环境,查看是否有能借助起身的工具。

（1）老年人跌倒后仅有四肢着地部位的局部疼痛,肿胀不明显,皮肤无破损,关节活动正常,考虑皮肤软组织损伤。自行起身或者借助周边工具起身后局部冰敷 24 小时,冰敷时用毛巾包裹冰袋后再接触皮肤,避免冰袋直接接触皮肤引起皮肤冻伤。密切观察局部的变化,如局部症状无进行性加重,逐渐缓解,一般 3~7 天后疼痛消失,无须进一步处理;如疼痛持续不缓解,出现损伤部位肿胀进行性加重,影响关节活动,应尽快到医院就诊,排除是否有骨折存在。

（2）老年人跌倒后出现四肢着地部位及远隔部位的明显疼痛,损伤部位迅速肿胀,局部畸形伴有关节活动异常,考虑损伤较重,伤及骨质,一般多发生骨质疏松性骨折。出现这种情况,保持跌倒后体位,禁止强行移动,避免骨折移位加重,造成二次损伤。先活动未损伤肢体,自行评估损伤肢体的损伤程度。如上肢损伤,可自行起身,上肢悬吊,贴于胸壁;如下肢损伤不能起身,原地不动或者爬行移动至平坦宽阔之处,及时联系家人或者周围的人;如独自在家跌倒,跌倒后可以大声呼叫,敲打身边物品、地面、门窗、墙壁等,引起邻居或者周围人的注意,寻求帮助;如有电话可以联系家属或邻居,必要时呼叫 120 等待救援。

（3）老年人跌倒后受伤部位为颈背部或腰背部,疼痛剧烈,无法活动,甚至出现四肢麻木、乏力的情况,则有脊柱脊髓损伤可能。此时禁止任何体位的变动,以防进一步的损害。应尽量将身旁衣物置于身下和身上,保持体温。可以大声呼救,立即联系家人或者周围的人,甚至拨打 120 急救电话以寻求他人的救助,紧急前往医院就诊。

（4）老年人跌倒后头部受伤。受伤后仅有头皮局部疼痛、肿胀,自行冰敷休息,一般无大碍;受伤后头晕、恶心呕吐、意识不清,起身后休息片刻,若头晕、恶心等症状不改善,及时前往医院就诊;受伤后头皮破损出血,自行压迫伤口止血,及时前往医院就诊;受伤后出现四肢麻木,尤其是上肢麻木明显者,考虑脊髓损伤,及时前往医院就诊。

二、老年人跌倒后自己如何起身

(1) 跌倒后感觉自身并无大碍,仅为局部的疼痛,身体各处仍可正常活动,应慢慢弯曲双腿,挪动臀部到放有毯子或垫子的椅子或床旁,然后使自己较舒适地平躺,盖好毯子,保持体温(图4-1)。

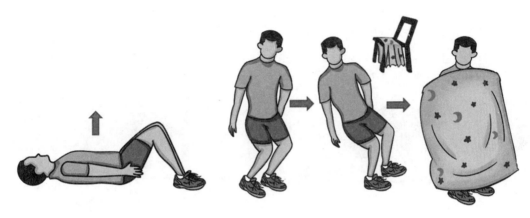

图4-1 评估伤情

(2) 休息片刻,等体力准备充分后,尽力使自己向椅子、床、墙壁的方向翻转身体,使自己变成俯卧位(图4-2)。

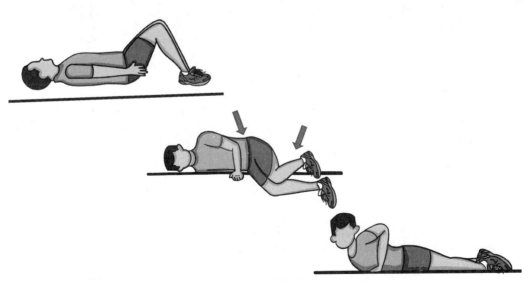

图4-2 侧身俯卧

（3）双手支撑地面，抬起臀部，弯曲膝关节（图4-3）。

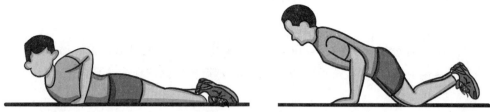

图4-3 撑地曲膝

（4）用双手扶着椅面、床铺、墙壁等将上半身慢慢撑起，以椅子、床铺为支撑，尽力站起来。起身后如果需要，及时拨打急救电话或寻求他人帮助（图4-4）。

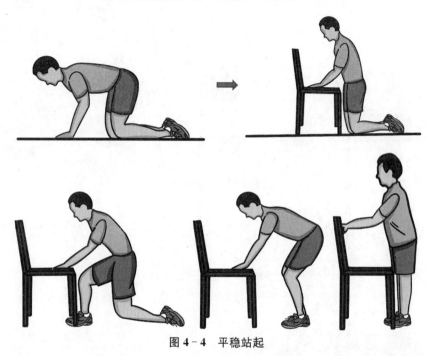

图4-4 平稳站起

第二节 周围人的救助

周围人发现老年人跌倒，禁止对其随意扶起。首先应查看老年人的意识状态，判断其是否清醒，随后根据不同情况对跌倒的老人进行救助。

一、老人意识清楚，应询问受伤部位、受伤时间以及目前情况

（1）老人存在外伤出血时，用干净的纱布、毛巾等对伤口进行加压包扎，并将患肢抬高，及时送往医院就诊。

（2）老人肢体疼痛、肿胀，局部活动受限，或出现局部皮肤隆起、畸形，则四肢骨折可能性极大。尤其出现畸形者，基本确定骨折，此时救助者可就地取材，用身边可以得到的木板、木棍、硬纸板等，临时固定伤肢，便于转运（图4-5）。若无任何可利用的材料，上肢骨折可将患肢固定于胸部，下肢骨折可将患肢与对侧健肢捆绑制动固定，进行简单处理后立即送医或拨打急救电话等待专业救援人员。

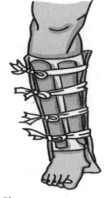

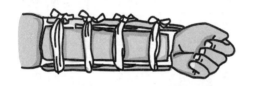

图4-5　老年人骨折后固定伤肢

（3）老人跌倒后胸背部、腰背部疼痛剧烈，躯干无法移动，或出现下肢麻木、大小便失禁等症状，则脊柱或骨盆损伤可能极大。此时禁止随意移动老人，以免造成进一步的损害。应立即拨打急救电话，等待专业救援人员的到来。如果必须移动老人，禁止一人抬肩、一人托腿（图4-6），禁止直接将人背起等做法，因这些方法会增加脊柱的弯曲，可以将碎骨片向后挤入椎管内，加重脊髓损伤。正确的方法是采用担架、木板甚至门板运送。平托法先使伤员双下肢伸直，木板放在伤员一侧，三人用手将伤员平托至木板上，或两三人采用滚动法，使伤员保持平直状态，成一整体滚动至木板上（图4-7）。

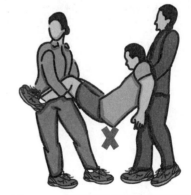

图4-6　脊柱骨折不正确搬运姿势

（4）老人头部受伤，回忆不起受伤时的情况且存在昏迷史（<30 min），出现头晕、头痛症状，则脑震荡可能极大，应及时送至医院行进一步治疗；如老人出现剧烈头痛、喷射状呕吐等症状，且休息后无法缓解，则脑出血可能性极大，此时应立即拨打急救电话，及时送医治疗。

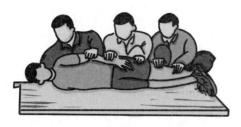 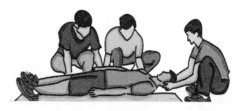

(a) 滚动法　　　　　　　　　(b) 平托法

图 4-7　脊柱骨折正确搬运方法

二、老人意识不清，应立即进行紧急处理，并及时送医

（1）老人意识丧失、呼吸心搏骤停，首先应立刻拨打急救电话，并即刻对老人采取心肺复苏、口对口人工呼吸等急救措施。

（2）伴有呕吐时，应立即将老人头部转向一侧，清除老人口腔及鼻腔内呕吐物，保证呼吸通畅。

（3）伴有抽搐时，将老人移至平整软地面或身体下垫软物，防止碰、擦伤；必要时牙间垫硬物，防止舌咬伤；不要硬掰抽搐肢体，防止肌肉、骨骼损伤。

（4）如果老人处在危险的环境之中，应首先使老人脱离危险环境，再行急救，并用衣服、毯子等物品对老人进行保暖，呼叫 120 救援，等待医护人员的到来。

第三节　跌倒后常见不同损伤的处理

一、不同损伤程度的处理

1. 外伤的处理

（1）皮肤擦伤：皮肤擦伤一般比较表浅，伤及毛细血管，擦伤后用清水冲洗，碘伏消毒，纱布、创可贴覆盖或者暴露干燥即可。

（2）伤口破裂出血：一般损伤达深筋膜，伤及深层组织及血管，尤其手部，可能伤及肌腱，自行包扎止血后，及时到医院就诊，必要时缝合伤口。

2. 软组织损伤

单纯扭伤及肌肉拉伤时，受伤部位制动，患肢抬高，尽早局部冷敷以减轻组织肿胀及疼痛,一般局部冰敷24小时,冰敷时用毛巾包裹冰袋后再接触皮肤,避免冰袋直接接触皮肤引起皮肤冻伤。

3. 四肢骨折

骨折部位一般都有疼痛、肿胀、畸形、功能障碍等表现。骨折或疑为骨折时,要避免移动伤者或伤肢,对伤肢加以固定(有出血者要先止血后固定),使老人在运送过程中不因搬运、颠簸而使断骨刺伤血管、神经,避免额外损伤,加重病情。

4. 颈椎损伤

跌倒时头部着地,可造成颈椎脱位和骨折,多伴有脊髓损伤、四肢瘫痪。必须在第一时间拨打120。现场急救,必须移动时,使老人躯体保持在同一水平面上,一人托起老人颈部,一人托起胸部,一人托腰臀部,一人托起大腿及小腿,将老人平置于担架或硬质木板上(图4-8),并在颈部两侧放置沙袋或较硬物体将颈部固定,避免颈部屈伸旋转,造成二次损伤。

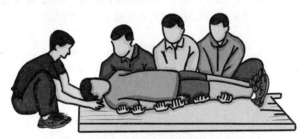

图4-8 老年人颈椎损伤后现场急救

二、老年人常见部位骨折的处理

1. 桡骨远端骨折

老年人跌倒后,手掌撑地,伤后腕部疼痛、肿胀、手腕活动受限,首先考虑桡骨远端骨折,伴有严重畸形者,基本明确。就诊前用围巾悬吊手腕于胸前或者对侧健手抬扶患侧手腕贴于胸前,腕部可用冰袋冰敷,及时送往医院就诊,越早就诊越有利骨折的复位,复位后用小夹板或者石膏固定(图4-9),少部分骨折需要手术治疗。

2. 肱骨近端骨折

老年人跌倒后,上肢或者肩部撑地,伤后觉肩部疼痛,肩关节活动受限,上肢不能抬高,小心肱骨近端骨折。发生这种情况,避免强行抬起患肢,就诊前用围巾悬吊上肢于胸前或者对侧健手抬扶患侧上肢贴于胸前,及时送往医院就诊,拍片明确诊断及治疗方案,大部分用小夹板制动,上肢悬吊制动,行保守治疗(图4-10),少部分骨折移位明显,需要住院手术治疗。

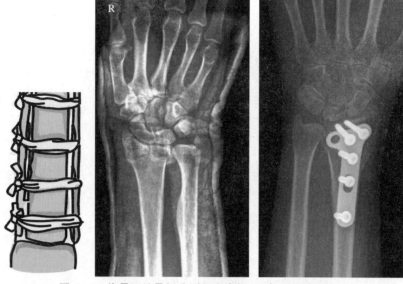

图4-9 桡骨远端骨折分别行小夹板、石膏、钢板固定治疗

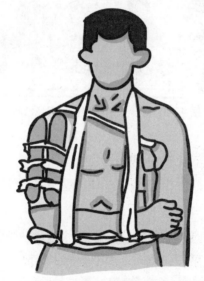

图4-10 肱骨近端骨折的夹板固定,上肢悬吊

3. 髋部骨折

老年人跌倒后,臀部或者大腿着地,倒地后髋部疼痛,下肢不能抬起,髋关节屈曲受限,大部分为髋部骨折,一般起身困难。这种情况发生时,避免强行起身,避免骨折移位加重或者起身过程中再次摔倒加重损伤,紧急呼叫家人或周围的人寻求帮助,及时送往医院,或者拨打急救电话等待救援。拍片如确诊髋部骨折,大部分需要住院手术治疗(图4-11)。

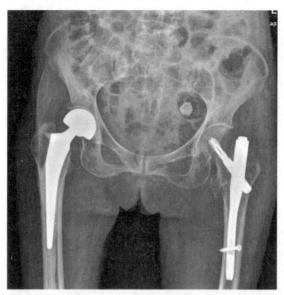

图 4-11 髋部骨折一侧行髋关节置换，一侧行髓内钉固定

4. 胸腰椎骨折

老年人跌倒后出现腰背部及胸背部疼痛，一定要警惕胸腰椎骨质疏松性椎体骨折。对于轻度椎体压缩性骨折的老人，该类骨折跌倒后一般可自行爬起来，可站立行走，行走时反而疼痛不显。但是出现起身、起床、翻身等体位改变疼痛加重，或者咳嗽、打喷嚏疼痛加重者，高度怀疑骨质疏松性椎体骨折，应该及时前往医院就诊。X 线不一定及时发现骨折，建议早期行核磁共振检查，明确诊断后，保守治疗要求绝对卧床，床上大小便，不能严格卧床的老人建议早期行骨水泥强化手术（图 4-12）。对于严重骨折或者伴有脊髓压迫的患者，一般疼痛明显，翻身困难，伴有下肢疼痛麻木，不能强行起身，一定要紧急呼叫家人或周围的人寻求帮助，及时送往医院，或者拨打急救电话等待救援，需要早期住院治疗。

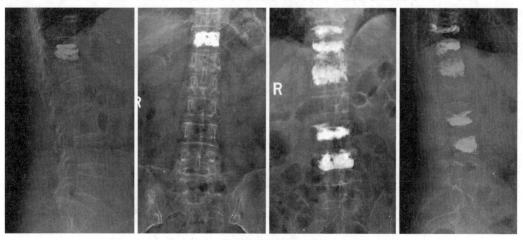

图 4-12 胸腰椎骨折骨水泥强化术后

参 考 文 献

[1] 卫生部疾病预防控制局.老年人跌倒干预技术指南[J].中国实用乡村医生杂志,2012,19(8):1-13.
[2] 姜岳,张亚兰.老年人跌倒的全科医学干预措施[J].中华全科医师杂志,2016,15(8):586-589.
[3] 吴在德,吴肇汉.外科学[M].7版.北京:人民卫生出版社,2008.
[4] 黄桂成,王拥军.中医骨伤科学[M].4版.北京:中国中医药出版社,2016.
[5] 轶斐.老人跌倒后的处置、护理方法[J].上海质量,2018(9):72-74.

05 | 第五章
老年人跌倒后的营养支持（肌少症）

肌少症是一种与增龄相关的肌肉量减少、肌肉力量下降和/或躯体功能减退的老年综合征。

一、流行病学

目前肌少症已成为老年人常见疾病,给我国医疗系统和社会造成了沉重的负担。随着我国老龄化进程的逐年加剧,肌少症(sarcopenia)越来越受到关注。据推测,全球目前约有5 000万人罹患肌少症,预计至2050年患者人数将高达5亿。

除年龄外,老年人肌少症的发生还受到多种因素的影响,包括性别、种族、生活方式和环境等。

根据欧洲肌少症工作组(EWGSOP)的最新报道,全球范围内的肌少症患病率为6%~12%,65岁及以上老年人患病率为14%~33%,而失能和住院患者肌少症患病率高达78%。

亚洲肌少症工作组(AWGS)2019年报道,亚洲老年人群肌少症的患病率为5.5%~25.7%,男性更为显著(男性患病率为5.1%~25.7%,女性患病率为4.1%~16.3%)。

中国人群肌少症的流行病学数据显示,社区老年人肌少症的患病率为8.9%~38.8%,男性患病率高于女性,且随年龄增长肌少症的患病率显著增加,80岁及以上老年人肌少症患病率高达67.1%。中国西部地区人群的肌少症患病率高于东部地区的人群。

二、诊断

目前可用于诊断和评估肌少症的主要参数是肌肉量、肌肉力量、肌肉质量和躯体功能。

(1) 肌肉量:指人体骨骼肌的总数量(单位:g),四肢骨骼肌数量和功能下降是老年肌少症最主要的特征,因此四肢骨骼肌量(ASM)是肌肉量评价的重要指标。

双能X线吸收法(DXA)是目前测量四肢骨骼肌量(ASM)的金标准。生物电阻抗分析(BIA)根据全身的导电性测出肌肉、脂肪、水分、骨骼等人体成分,其设备价格便宜,携带方便,适用于社区和医院广泛筛查和诊断肌少症。

小腿围是一种评估四肢骨骼肌量的简便方法,使用非弹性皮尺测量双侧小腿的最大周径,可用于肌少症的有效筛查。

(2) 肌肉力量:是指一个或多个肌肉群所能产生的最大力量,上肢握力作为肌肉力量的评价指标已得到广泛认可。

研究发现,握力与下肢力量、股四头肌力矩、腓肠肌肌肉横截面积等参数显著相关,且与日常生活活动能力呈线性相关。

(3) 肌肉质量:是指每单位肌肉所能产生的最大力量。大多数研究以肌肉结构和组成的微观和宏观变化来评价肌肉质量,比如肌肉中脂肪浸润的程度、肌细胞中水分的含量等。不过,肌肉质量作为一种新的概念,尚无公认权威的评估标准。

目前临床上多用磁共振成像（MRI）和计算机断层扫描（CT）技术通过测定肌肉中的脂肪浸润程度来评估肌肉质量。

（4）躯体功能：躯体功能不仅涉及肌肉功能，还涉及神经系统功能，是一个多维的概念。目前用于躯体功能测量的方法包括步速、简单体能状况量表（SPPB）、起立-行走计时测试（TUG）等。

表 5-1 用于诊断和评估肌少症的主要参数

参数	临床使用	科研使用
肌肉量	BIA 或 DXA 测量 ASM	BIA 或 DXA 测量 ASM
	小腿围	CT 或 MRI 测量大腿中部或腰部横截面积，超声测量局部肌肉大小、厚度
肌肉力量	握力	握力
肌肉质量	起坐试验（5 次）	起坐试验（5 次），膝关节屈伸力量
		肌肉力量和肌肉量的比值，超声评估局部肌肉结构和脂肪浸润程度，CT、MRI 或 MRS 评估局部肌肉超微结构和脂肪浸润程度
躯体功能	步速	步速
	SPPB	SPPB
	TUG	TUG，400 m 步行

三、肌少症的营养治疗

营养不良是老年肌少症的主要病因之一，营养素缺乏及其导致的肌蛋白合成降低是肌少症发生和进展的重要原因。现阶段尚缺乏用于治疗肌少症的成熟药物，营养治疗仍然是肌少症的主要干预措施。

1. 蛋白质

对于老年人肌肉质量和肌肉力量的维持，需要保证充足的蛋白质摄入。补充蛋白质要注意蛋白质的剂量、质量和时间的选择。

（1）蛋白质的剂量：与年轻人相比，老年人的代谢效率下降，需要额外补充更多的蛋白质以进行肌肉的合成。健康老人每日蛋白质适宜摄入量为 1.0～1.2 g/kg，慢性病老年患者为 1.2～1.5 g/kg，优质蛋白质占总蛋白的比例最好达到 50% 及以上。

（2）蛋白质的质量：优质蛋白质来源于肉蛋奶以及部分植物蛋白。动物蛋白如牛肉、鸡肉和乳清蛋白增加机体肌肉蛋白质合成以及瘦体重的作用比植物蛋白质和酪蛋白更强。

（3）蛋白质摄入的时间：研究发现，蛋白质均衡分配到一日三餐，与集中到一餐相比，可以更好地刺激肌肉的合成。

(4) 乳清蛋白:乳清蛋白富含亮氨酸和谷氨酰胺,可以快速消化吸收,是最优质的蛋白质之一,具有促进肌肉蛋白合成的能力。

(5) 酪蛋白:酪蛋白是一种含有钙磷的结合蛋白,在胃肠道中分解缓慢,相较于乳清蛋白,酪蛋白可以使机体得到持续、缓慢的氨基酸供应,从而增加蛋白质的吸收和利用率,是目前临床上很多口服营养补充剂的营养素来源。对肌肉蛋白质合成的短期随机对照试验结果表明,乳清蛋白增加机体肌肉蛋白质合成作用比酪蛋白更强。

总之,为预防肌少症,建议给老年人提供充足的、容易消化吸收的蛋白质。

2. 维生素 D

维生素 D 是调节钙、磷及骨代谢平衡的重要因素,对骨骼健康很重要,对肌肉健康也有潜在的重要作用。

人体维生素 D 的来源主要包括皮肤接触阳光或从食物中获得。皮肤接触阳光是人体维生素 D 的重要来源,但部分老年人户外活动受限,而大多数食物中不含维生素 D 或维生素 D 含量极低,只有少数脂肪高的海鱼和动物肝脏中含量稍高,因此随着年龄的增长,老年人维生素 D 缺乏的风险增加。因此老年人要注意监测维生素 D 水平并按需补充,当老年人血清维生素 D 水平低下(≤100 nmol/L)时,应补充维生素 D。

维生素 D 缺乏与肌肉功能减退以及残疾的增加有关,补充维生素 D 可改善老年人肌肉的力量和步态。建议维生素 D 的补充剂量大于 700 U/d。增加户外活动时间有助于提高老年人血清维生素 D 水平,从而预防肌少症。还可以适当增加海鱼、动物肝脏和蛋黄等维生素 D 含量较高的食物。

老年肌少症患者摄入含维生素 D 的口服营养补充制剂可更好地改善肌肉质量和力量。当血清 $25(OH)D_3$<50 nmol/L 时,血清 $25(OH)D_3$ 水平与低瘦体质量、低腿部力量、低腿部肌肉质量呈现出正相关关系;对肌少症患者,维生素 D 的补充应使血清 $25(OH)D_3$ 的浓度维持在 50 nmol/L 以上。

3. ω-3 脂肪酸

国外一项针对 18～79 岁的女性研究结果发现,人瘦体质量与膳食中多不饱和脂肪酸含量呈正相关。ω-3 脂肪酸是多不饱和脂肪酸的一种,ω-3 脂肪酸补充剂能够通过提高骨骼肌中胰岛素利用葡萄糖的敏感性,促使人体骨骼肌蛋白的合成量增加,阻止肌肉的分解代谢,对肌少症的防治具有一定积极作用。补充 ω-3 脂肪酸还可以有效减少炎症因子的产生,而炎症反应又是影响肌少症的重要因素之一,因此推论 ω-3 脂肪酸对防治肌少症具有积极作用。

老年人每日摄入约 3 g 的 ω-3 脂肪酸能对其肌肉功能、肌肉力量和肌肉质量产生积极影响。

4. 抗氧化营养素

抗氧化营养素可以减少肌肉的氧化应激损伤,对维持肌肉质量与功能有一定作用。鼓励增加富含抗氧化营养素(维生素 C、维生素 E、类胡萝卜素、硒)的食物(深色的蔬菜和水果以及豆类等)摄入,以减少与氧化应激有关的肌肉损伤。

中国台湾的一项针对社区老年人的调查结果显示,老年人的低血清硒水平与骨骼肌质量下降有关。维生素 E 可以促进肌肉再生和预防肌肉萎缩,人体内维生素 E 含量的下降会增加肌肉萎缩的风险。补充维生素 C 和维生素 E 可以减少氧化应激,改善肌肉功能。由此可见,对肌少症患者可适当补充含多种抗氧化营养素的膳食补充剂。

5. β-羟基-β-甲基丁酸(β-hydroxy-β-methylbutyrate,HMB)

近年来,HMB 在肌少症治疗中的作用引起了国内外的关注。HMB 是支链氨基酸亮氨酸的代谢产物,具有促进肌肉蛋白质合成、抑制肌肉蛋白分解、降低炎症反应、稳定细胞膜等作用。HMB 作为一种营养干预手段,早期研究多数在欧美社区人群或长期照护机构中相关健康、可自由活动的老年人中进行,结果显示 HMB 对这些人群有一定干预作用,可以不同程度增加肌肉质量、肌肉力量,提高肌肉功能,而且 HMB 在改善老年人肌力和躯体功能方面依赖于体内维生素 D_3 的基础水平。

现有研究证实,HMB 作为一种营养补充剂,对年龄相关的肌少症和一些并发症引起的肌肉质量和(或)肌力下降都具有一定的治疗作用,并可以通过运动干预加强对肌少症的疗效。

参 考 文 献

[1] 刘娟,丁清清,周白瑜,等. 中国老年人肌少症诊疗专家共识(2021)[J]. 中华老年医学杂志,2021,40(8):943-952.

[2] BEASLEY J M,SHIKANY J M,THOMSON C A. The role of dietary protein intake in the prevention of sarcopenia of aging[J]. Nutrition in Clinical Practice,2013,28(6):684-690.

[3] 中华医学会老年医学分会,《中华老年医学杂志》编辑委员会. 老年人肌少症口服营养补充中国专家共识(2019)[J]. 中华老年医学杂志,2019,38(11):1193-1197.

[4] HALFON M,PHAN O,TETA D. Vitamin D:A review on its effects on muscle strength,the risk of fall,and frailty[J]. BioMed Research International,2015,2015:953241.

[5] WELCH A A,MACGREGOR A J,MINIHANE A M,et al. Dietary fat and fatty acid profile are associated with indices of skeletal muscle mass in women aged 18-79 years[J]. The Journal of Nutrition,2014,144(3):327-334.

[6] CHEN Y L,YANG K C,CHANG H H,et al. Low serum selenium level is associated with low muscle mass in the community-dwelling elderly[J]. Journal of the American Medical Directors Association,2014,15(11):807-811.

[7] 刘雅茹,朱鸣雷,刘晓红. β-羟基-β-甲基丁酸治疗肌少症的临床研究现状[J]. 中华老年多器官疾病杂志,2018,17(4):309-312.

06 | 第六章
预防老年跌倒自我管理小组活动课程

第一次小组活动

活动目的	• 相互认识、组成团队 • 向组员介绍自我管理内涵 • 了解老年人跌倒的危害 • 学会 2 个平衡功能锻炼方法 • 学习制订行动计划
所需材料	• 空白姓名卡(可重复使用,后面每周都要用)、签到表、活动记录表 • 适量的白纸和铅笔 • 黑板/白板、水笔、粉笔、笔擦 • 电脑、屏幕、音响、运动锻炼视频、课程参考课件
活动安排、时间分配	• 活动 1:相互认识,了解健康自我管理(15 分钟) • 活动 2:健康结伴行(5 分钟) • 活动 3:学习老年人跌倒危害(30 分钟) • 活动 4:学会 2 个平衡功能锻炼方法(20 分钟) • 活动 5:介绍/制订行动计划(15 分钟) • 活动 6:总结(5 分钟)

活动 1:相互认识,了解健康自我管理(15 分钟)

1. 分发姓名卡

为了方便老年人之间互相沟通交流,尽快形成团队,组长提前打印好姓名卡,或者发给每人一张空白姓名卡让每位老年人在姓名卡上写上自己姓名。字号要够大,让全部组员都能看到。组员呈半圆形围坐,两位组长站在前面组织活动。

2. 组长开场白

组长:"大家好,欢迎参加预防老年人跌倒自我管理小组活动。我是本次小组活动的组长×××,来自××医院的×医生/护士。她/他是小组活动的副组长×××。未来几个月的活动,我和副组长将陪伴大家一起学习一些预防老年人跌倒的知识和技能,教会大家识别平时生活中常见的跌倒危险因素(也就是容易导致大家跌倒的原因),以及如何去应对这些危险因素,避免在生活中发生跌倒。现在我们大家来相互认识一下,请组员轮流介绍自己,由于时间有限,请每位组员介绍时简单扼要。介绍的内容包括:① 你的名字或者别人对你的习惯称呼;② 年龄;③ 参加本次自我管理小组活动期待的收获;④ 兴趣爱好等。"

3. 两位组长自我介绍示范

组长:"我是×××,今年××岁,是本次活动中大家的组长,希望通过这次预防老年人跌倒自我管理小组活动,教会大家一些预防老年人跌倒的知识和技能,让各位老年人在平时的生活中少跌倒、不跌倒。"组长介绍时,副组长将组长的姓名、年龄、兴趣爱好、期望等内容记录在白板上。

副组长:"我是×××,今年××岁,是本次活动中大家的副组长,希望通过这次预防老年人跌倒管理小组活动,帮助大家更好地学习、掌握和领会组长教给大家的预防老年跌倒的知识和技能。"

副组长一边介绍一边在白板上记录姓名和年龄等信息。

4. 组员轮流介绍,副组长进行记录

副组长自我介绍示范结束后组员依次进行自我介绍。第一位讲完后按照顺时针或者逆时针的方向顺序继续。同时副组长把组员所期望的收获记录下来,重复在旁边画上记号(例如画"正"字)以便统计重复的次数,将各种期望排序。

5. 组长讲课

组长:"刚才大家都提到了预防跌倒,我们活动的目的就是帮助大家学习如何预防跌倒的发生,相信如果大家坚持学习一定会有所收获。首先,我来给大家介绍一下什么是预防跌倒的自我管理。"

预防跌倒的自我管理

学习掌握预防跌倒的各种必要的知识和技能,在卫生专业人员的帮助下,认识自身,了解自己的身体状态,自己学会照顾好自己身体,建立预防跌倒的行为习惯。作为自己健康的第一责任人要承担起预防跌倒的任务,降低跌倒发生的概率、降低跌倒后严重程度,从而降低疾病负担,提高生活质量,延长健康寿命。

6. 集体讨论:预防跌倒需要哪些技能?

组长:"下面大家开展一下集体讨论,预防跌倒需要哪些技能?集体讨论就是我们提出一个问题,由大家思考后积极发言,在以后几次活动中我们会经常组织大家进行集体讨论。下面大家讨论一下,可以结合自己平时的生活来谈谈自己的想法。"

组员在发言时,组长重复一下组员提到的重点内容,同时副组长记录在白板上。可以选择3～5名组员轮流发言,最后归纳为:

老年人防跌倒的知识技能

1. 自我跌倒的风险评估。
2. 坚持参加规律适度的能综合提升身体素质的体育锻炼。
3. 主动识别和应对生活环境中的跌倒危险因素。
4. 选择适当的辅助工具,如拐杖和眼镜。
5. 了解药物,合理用药,防控治疗跌倒相关疾病。
6. 合理膳食,加强膳食营养,补充适当维生素D和钙剂。

7. 副组长介绍本次活动的所有课程

副组长:"根据预防老年人跌倒预防知识技能的需求,我们将通过10次互动参与式活动,学习上述的知识和技能。"课程安排如下:

预防老年人跌倒自我管理小组活动内容

活动	主要内容
第1次	了解健康自我管理、了解老年人跌倒的危害、学习平衡功能锻炼方法、制订行动计划。
第2次	反馈/解决问题、了解老年人跌倒危险因素和可预防性、了解运动安全、学习平衡功能锻炼方法、制订行动计划。
第3次	反馈/解决问题、学习识别家庭环境危险因素、学习平衡功能锻炼方法、制订行动计划。
第4次	反馈/解决问题、识别和应对公共场所环境危险因素、学习平衡功能锻炼方法、制订行动计划。
第5次	反馈/解决问题、了解与跌倒相关的疾病、学习平衡功能锻炼方法、制订行动计划。
第6次	反馈/解决问题、选择和使用辅助工具、学习平衡功能锻炼方法、制订行动计划。
第7次	反馈/解决问题、合理用药、克服跌倒恐惧、学习平衡功能锻炼方法、制订行动计划。
第8次	反馈/解决问题、建立防跌倒的良好行为习惯、复习已学过的知识技能和运动锻炼方法、制订行动计划。
第9次	反馈/解决问题、了解跌倒后的处置办法、复习已学过的知识技能和运动锻炼方法、制订行动计划。
第10次	全面复习、经验分享、结业仪式、激励。

副组长:"在自我管理小组活动中,我们每个人都是自己的健康第一责任人,为了更好地团结并充分调动大家健康的自我管理,帮助自己和他人,组员应该承担一些任务。"副组长介绍组员任务如下:

组员的任务

1. 组员本人按时参加每次活动,不缺席,有问题当天解决,充分学习到位。
2. 积极参与活动;如有作业,积极完成,互相提出建议,不要轻易放弃。
3. 对制订的计划认真对待,将计划付诸行动。即便行动中途遇到突发事件等情况被迫停止或者失败,也不要放弃,随时继续都不晚。
4. 积极分享,不怕暴露自己的失败和不足,让自己的成功和失败变为组内大家可以借鉴的经验,互相学习,彼此进步。
5. 尊重彼此;不要自我比较或跟他人对比,不议论嘲讽他人,不打断他人;有问题互相讨论,尊重对方想法意见,多给予赞同鼓励;对课程中涉及的个人信息不外传。

活动2:健康结伴行(5分钟)

1. 组长介绍

组长:"健康自我管理缺乏监督就难以持续,为了有效巩固讲授的知识技能,促使各位组员在制订计划后能够持续实施计划,落实自我健康管理,我们开展'健康结伴行',便于大家相互学习、相互督促,共同执行计划,达成我们的期望。首先我想询问大家在这个活动小组中有没有特别熟悉和愿意结伴的人,如邻居、好友。如果有的话,请你们两两结对。"

2. 组员结对

组长拿出事先写好号码(或编号)的外观不透明且无差异的纸片(每个相同的号码有两张),让剩下的组员每人随机抽取一张,号码相同的组员结成对子。

3. 结伴同行

结成对子的组员彼此握手,再次相互介绍,两人协同拟一个对子的简短名称,彼此珍惜这份缘分。结成对子的组员之后就要结伴同行,互相监督提醒和鼓励完成彼此的周行动计划。副组长记录结对情况和各对子名称。

活动3:学习老年人跌倒危害(30分钟)

组长讲课

组长:"各位组员,我们本次课程的主要目标就是大家共同努力,学会如何预防跌倒。在此我首先要问问大家,你所知道的,老年人跌倒以后有什么后果?"

组长邀请3~5名组员发言。

副组长在白板上简单记录组员分享的跌倒事件的要点。

组长:"老年人跌倒具体有哪些危害呢?"

老年人跌倒的危害

1. 跌倒严重威胁老年人健康和生命安全
(1) 跌倒在近年来一直是全球范围最常见的老年人伤害。
(2) 世界卫生组织估计,全球每年约有1/3的65岁及以上老年人发生一次跌倒,年龄越大的老年人跌倒发生的概率越高。
(3) 大量调查研究结果显示,有跌倒史比没有的老年人发生跌倒风险更高。
(4) 在我国,因为受伤到医疗机构就诊的老年人中,一半以上是跌倒导致的。
(5) 跌倒是造成我国65岁及以上老年人创伤性骨折的第一位原因。
(6) 跌倒是我国65岁及以上老年人因为伤害死亡的第一位原因。
2. 因跌倒就诊的老年人病例中:
(1) 一半以上的跌倒发生地点在老年人自己的家里。
(2) 约1/3的跌倒病例造成骨折。
(3) 约1/4的跌倒病例造成头部受伤。
(4) 约1/3的跌倒病例造成中重度损伤。
   跌倒除了会给老年人造成身体上的损伤外,还会对老年人的心理、经济、独立生活能力、日常行动能力、家庭和社会关系等造成一定程度的影响。

活动4：学会2个平衡功能锻炼方法（20分钟）

组长："平衡能力下降是跌倒发生的重要影响因素，对预防老年人跌倒起着至关重要的作用。老年人的平衡能力下降较为显著，通过某些运动锻炼可以改善老年人的平衡功能。锻炼平衡功能的运动有很多，例如太极拳、八段锦以及专门设计的平衡功能锻炼等都能改善老年人的平衡功能。本次系列课程我们将教给大家一些简单的平衡功能锻炼的运动方法。今天我们先教给大家2个动作。首先我们先进行热身活动。"

热身运动

运动前进行热身运动可以调节体内血液循环以及新陈代谢的速度，从而提高肌肉以及韧带的温度，帮助机体僵硬的肌肉得到放松，减少肌肉、韧带、肌腱等软组织的黏滞性，加大其弹性及伸展性，促进滑囊以及关节滑囊分泌滑液，从而保护关节的软骨，防止内部出现磨损，减少运动损伤。

年龄越大，运动前的准备活动和运动后的整理活动越要充分。根据身体条件选择弓步转体、胯下击掌、原地踏步和搭肩画圈等常规热身活动。各项活动左右各30秒一组，各做2组。热身时间不少于5分钟。

1. 弓步转体

动作要领：双脚并拢，自然站立。向前迈一侧腿呈弓步，后腿与前腿朝同一方向。上肢前平举，平行于地面，掌心相对，身体转向后腿一侧。该过程中打开手臂与身体运动方向一致，在终末处保持5～10秒，然后慢慢恢复至起始状态。再交换至对侧进行转体。

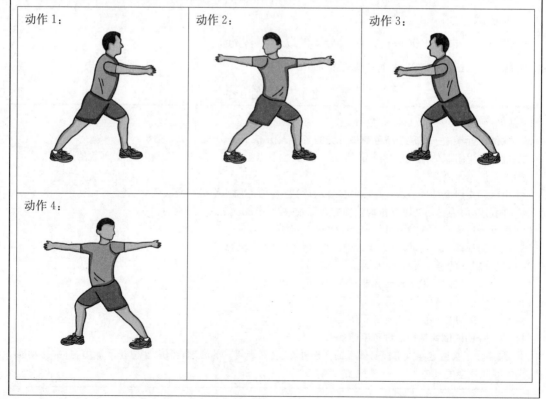

续表

2. 胯下击掌（高抬腿动作）

　　动作要领：身体挺直，身体重心微向前倾，上肢侧平举。大腿向前上摆至水平，上肢摆动至大腿下方进行击掌，双侧交替重复此动作5~10次。

动作1：　　动作2：　　动作3：

动作4：　　动作5：

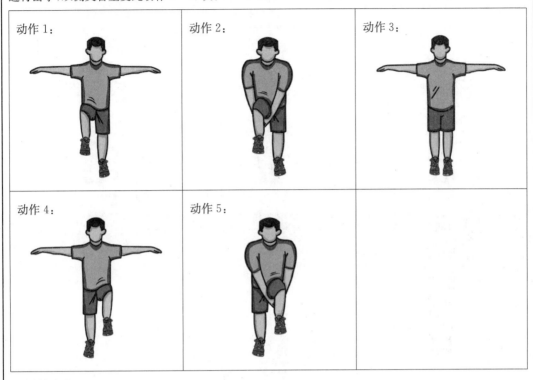

3. 原地踏步

　　动作要领：老人处于直立位，收紧腹部，双腿交替弯膝抬腿，手臂自然摆动，保持自然呼吸。该过程中注意保持平衡，尽可能将大腿抬起。平衡功能较差者，可用椅子辅助完成此动作。重复踏步30~60秒。

动作1：　　动作2：　　动作3：

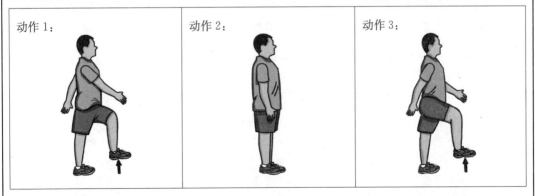

4. 搭肩画圈

　　动作要领:老人位于直立位,肩部放松,抬起双肘,将双手指尖搭放在肩头。吸气时,抬头,双肘向上抬起,大臂内侧面朝向身体前方。呼气时含胸,双肘向前运动,最好使双肘接触。以肩膀为圆心,重复此动作画圈3~5次。

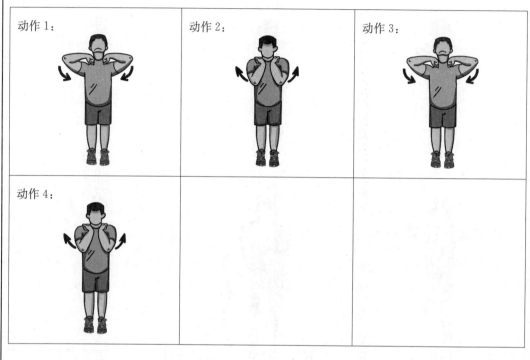

组长:"接下来我对照课件、视频来给大家讲解一下'**坐位重心转移**'和'**站立位重心转移**'两个平衡功能锻炼动作要领。"

坐位重心转移

　　动作要领:以合适高度端坐,双脚脚掌着地,保持躯体平衡的情况下向各个方向倾斜,转移重心,并且根据完成情况逐渐增大重心转移的幅度,重复数次,直至能熟练控制。

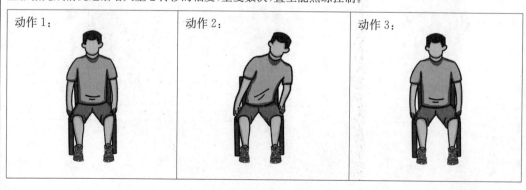

动作 4：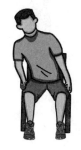

站立位重心转移（包括一字步左右重心转移和一字步前后重心转移）

一字步左右重心转移

　　动作要领：站立位，先将重心转移至左侧，再将右脚向右方横跨步并保持重心在左脚，再稍抬左脚跟，将重心从左脚转移到右脚，最后将左脚收回到右脚旁，两脚平行站立，对侧交替重复此动作。

动作 1：

动作 2：

动作 3：

动作 4：

一字步前后重心转移

　　动作要领：站立位，一侧脚向前跨一步并保持重心在后脚，再将重心从后脚转移到前脚，同时后脚逐渐地靠拢前脚并保持两脚平行站立；站立位，一侧脚向后退一步并保持重心在前脚，一边落后脚，一边将重心转移到后脚上来，前脚逐渐地靠拢后脚并保持两脚平行站立。

续表

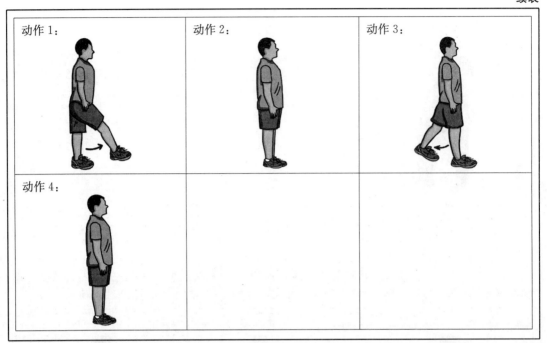

播放教学视频,组长和副组长辅以指导,带领组员练习这两个平衡功能锻炼动作。在组员练习的时候,组长和副组长应在组员身边加以保护,防止组员在练习时发生跌倒。

活动5:介绍/制订行动计划(15分钟)

1. 组长讲课

行动计划是贯穿我们活动的重要内容,如何制订行动计划也是进行自我管理的一项关键技能。行动计划是自己想做或决定要做的事情,并把目标分成多个较小和较易做到的具体行为,自己选择其中1~2项去努力完成。

例如,某人的目标是通过运动锻炼和饮食控制来减重2 kg,可通过以下具体活动来达到自己的目标:① 每天进行30分钟的跑步和30分钟的仰卧起坐,一周5天;② 每天吃500克的蔬菜,一周5天等。因此,制订行动计划时,首先明确要实现的目标,然后找到实现目标的具体活动,下一步就要马上行动。从具体活动中选择1~2件以前没有做过但本周要做的事情,制订一周的行动计划。要制订一个成功的行动计划,应该包括5个要素(见下表)。

2. 行动计划示范

结合本次活动的学习制订行动计划。

组长问副组长本周的行动计划是什么,副组长讲出他的行动计划,接着组长问副组长完成全部计划的自信心有多强,然后两人交换角色进行。最后组长进行小结:"通过分享我们的行动计划,我要再次强调一下,行动计划必须具备以下要素:① 自己想做的事情。② 合理性、可行性,即应该是自己预计在下周能够做到的事情。③ 行动计划通常是(但不总是)为了完成某一长期目标而制订的。"

行动计划的要素

1. 自己想做的事情(不是别人认为你应该做的事情,也不是你认为自己应该做的事)。
2. 预计能达到的程度(预计本周能完成的行动)。
3. 具体的行为(减重是个目标而不是行为,但是为了减重而进行的有氧锻炼是一个行为,体重减轻了是行动计划的成果)。
4. 必须回答以下的问题:
   做什么?(具体的行为,例如素食和快走。)
   做多少?(时间、距离、数量,例如1餐素食、快走30分钟。)
   什么时间做?(特定时间、特定日子,例如睡觉前或是周一、周三、周五。)
   每周做多少天?(例如每周3次,避免每天做,如有突发事情,一周做3天的计划能完成,这样比计划做7天但实际做6天更有成就感。如计划做3~5天而最终做了7天,能够超额完成,你会更有成就感。)
5. 有6分或以上的信心(问自己你完成行动计划的信心有多大,0分代表完全没有信心,10分代表有十足的信心。如果给自己6分以下,找出有何障碍并重新考虑一下你的行动计划,做一些你比较有信心完成整个计划的事情,可以成功完成整个行动计划才是最重要的)。

注意事项:小组长在课前应事先准备好行动计划,小组长的行动计划应该围绕课上所教的行为(如锻炼)和对组员有实际帮助的行为,并包含行动计划的所有要素。同时该行为每周做3~5次,而不是6~7次,确保行动的可行性。

3. 小组成员结对制定行动计划

请结伴同行的组员像组长和副组长示范的那样,利用5分钟制订出周行动计划,并把行动计划写下来。

4. 组员交流行动计划

请一位自愿的组员开始报告他的行动计划,然后从他的左边或右边开始,逐一请其他组员报告。组员报告时,组长留心听(做什么、做多少、什么时间做、每周做多少天、信心),并根据集体讨论环节组员的基本情况及时给予意见及提示(例如组员已经有经常快走的锻炼习惯,就不建议制订快走行动计划,而是建议其进行平衡功能锻炼)。建议第1次的行动计划结合今天所学的平衡功能锻炼的动作制订。

活动6:总结(5分钟)

1. 组长和组员一起进行本次活动的回顾

组长(回顾时可以问一下组员,做一些补充):"今天的活动基本结束,请大家共同回顾一下今天活动的主要内容。首先我们相互认识并结伴,了解了什么是健康自我管理。健康自我管理就是大家通过系列的小组活动和学习,掌握维护健康和慢性病防治必要的技能,在卫生专业人员的协助下,自己学会照顾好自己的身体,自己承担起主要的预防性和治疗性保健任务来提高生活质量,延长健康寿命。然后我们共同学习了老年人跌倒的危害,跌倒除了给老年人造成身体上的损伤外,还对老年人心理、经济、独立生活能力、日常行动能力、家庭和社会关系等造成一定程度的影响。此外我们还学习了2个平衡功能锻炼的运动方法。最后我们讲解了行动计划,大家也制订了自己一周的行动计划,希望大家每天记下自己行动计划的进度,预备在下周小组活动中报告。下周我们的活动内容是介绍老年人跌倒的危险因素和可预防性。非常感谢各位组员今天的参与,我们将会在未来几天跟你们联系,以便了解行动计划完成情况和解答疑问,也希望我们结成对子的组员互相提醒和督促,努力完成我们制订的一周行动计划。谢谢!"

2. 收回姓名卡

3. 解答组员提问

组长多留10分钟,回答组员的提问并收拾房间。

注意事项:组长应在未来一周通过电话或其他方式(例如建立微信群)联络组员以了解他们的行动计划的执行情况。谈话内容宜简洁。

组长:"你好,我是预防跌倒自我管理课程组长,你这周的行动计划进行得怎样了?"

组员:"我这个星期的行动计划是预备一周里进行5天的平衡功能锻炼的练习,每天半个小时。我有1天已经做了,后面还有4天要坚持。"

组长指导组员如何坚持,并鼓励组员完成行动计划。

第二次小组活动

活动目的	• 向小组成员介绍解决问题的技巧 • 了解老年人跌倒的危险因素和可预防性 • 了解老年人运动安全知识 • 学会2个平衡功能锻炼方法 • 制订一周行动计划
所需材料	• 姓名卡、签到表、活动记录表 • 适量的白纸和铅笔 • 黑板/白板、水笔、粉笔、笔擦 • 电脑、屏幕、音响、运动锻炼视频、课程参考课件
活动安排、时间分配	• 活动1:反馈上周行动计划完成情况/解决问题(15分钟) • 活动2:学习老年人跌倒的危险因素和可预防性(25分钟) • 活动3:学习老年人运动安全知识(10分钟) • 活动4:学会2个平衡功能锻炼方法(20分钟) • 活动5:制订一周行动计划(15分钟) • 活动6:总结(5分钟)

活动1：反馈上周行动计划完成情况/解决问题（15分钟）

1. 分发姓名卡，安排座位
2. 组长开场白

组长："大家好，欢迎继续参与这次小组活动，首先我们汇报一下上星期制订的行动计划完成情况，每个组员都有机会分享完成行动计划的经验。首先由副组长汇报，给大家进行示范。"

3. 副组长示范

副组长报告自己的行动计划完成情况，为组员示范如何简短报告。

4. 组员交流

组长："刚才听完了副组长的示范，大家应该知道简短报告的形式了，现在听听大家汇报行动计划。汇报的时候大家首先介绍自己上周的行动计划是什么，完成了多少。完成情况有4种：① 完成；② 部分完成；③ 未能完成；④ 改作另一个计划。有时我们须改动一下行动计划，以另一计划代替，这也是好的自我管理方法。最后，假如你未能完成或曾改动行动计划，请讲述阻碍自己完成行动计划的原因或改动计划的理由。如果你已改动计划，请讲述是如何改动的。"

先请一位自愿的组员开始，大家汇报时再次介绍自己姓名，然后轮流汇报（或者指定一位组员，然后按一定的顺序逐个汇报）。副组长记录组员完成情况。

5. 组长在组员交流过程中给予相应的回应

（1）如组员报告上周计划的信心评分，组长告诉他无须报告上周计划的信心评分。

（2）如组员完成计划，大家恭喜他，以鼓掌等方式给予鼓励。

（3）如组员遇到困难修订/更改了计划并完成，大家恭喜他。组长告诉大家一个好的自我管理者懂得随机应变。

（4）如组员遇到问题只能完成部分计划，组长先肯定他有一个好的开始（但不要称赞），并问他自己是否知道一些解决的办法、是否尝试过某种办法和措施。组长询问该组员要不要在小组中进行问题讨论。如组员愿意的话，小组开始集体讨论，否则继续请下一位组员分享。

（5）如组员遇到问题而未能完成计划，组长带领组员进行解决问题的步骤。

6. 解决问题

组长询问组员："在你执行计划的过程中，主要是什么问题让你不能完成行动计划？"副组长将问题记录在黑板/白板上，开始解决问题，步骤如下：

（1）组长："下面我们开始集体讨论，大家看看有哪些办法帮他解决这个问题？"副组长将组员提供的解决办法写在黑板/白板上。注意，组长对这些建议不应有任何点评和讨论。

组长也可在其他组员充分参与讨论、提出建议后,给出自己的建议。

(2) 当有5个可行的建议时,组员们可以停止讨论。如组长发现大家仍踊跃发言,告诉他们再多收集一个意见后停止集体讨论,如有其他建议,请组员在休息时找该组员再谈。

(3) 组长询问最早提出问题的组员:"你是否愿意采用任何一个大家提出的建议?如果可以的话,你会选哪一个建议?请你把合适的建议记录下来。"假如组员觉得没有适合自己的建议,组长告诉他在休息时间再与他交谈。

7. 组长讲课

组长:"刚才我们采用的方法是解决问题的技能,整个课程我们都会用它来解决问题。掌握解决问题的方法在自我管理和日常生活中是非常重要的。现在让我们来看看解决问题的步骤。"

解决问题的步骤

1. 认清问题所在(这是最困难又最重要的一步,例如某人也许认为工作效率低是他的主观问题,其实真正问题是疲劳才导致他注意力不集中)。
2. 列出可以解决问题的方法(例如询问医生或药剂师其处方药物是否导致疲劳,保证睡眠时间,饭后散步,查阅相关资料看看疲劳的原因)。
3. 选择上述一个方法试行。
4. 评估试行效果(如果问题已经解决的话就太好了,如果未能解决的话……)。
5. 改用另一个方法(假如清单上选择的第一个方法无效,便改用列出的其他方法,或者改用自己的方法。如果仍未能解决的话……)。
6. 利用其他资源(假如另一个方法或自己的方法还不能解决问题,可以请教朋友、家人或专业人士回到步骤3)。
7. 接受问题不能马上解决的事实(待日后再想办法解决问题)。

活动2:学习老年人跌倒的危险因素和可预防性(25分钟)

组长:"大家想想,什么情况下老年人容易发生跌倒啊?跌倒都有哪些危险因素?"

组长请3~5名组员轮流回答。

交流后组长进行总结:

(1) 老年人跌倒的危险因素包括内在的危险因素及外在的环境和社会因素。

(2) 老年人跌倒的发生通常是内在的危险因素和外在的危险因素共同作用的结果。

(3) 老年人拥有的跌倒危险因素越多,跌倒风险越高。

内在因素:年龄、性别(老年女性比老年男性更容易发生跌倒)、感觉系统、骨骼肌肉系统、慢性疾病(心血管疾病、神经系统疾病、糖尿病、其他如贫血等)、药物因素(心血管药物和神经系统药物)、心理因素(焦虑、抑郁、情绪不佳等)以及跌倒史。

外在因素:环境因素和社会经济因素。环境因素包括室内和室外,具体如医院、养老机构、社区以及家庭的各种可以导致老年人跌倒危险性增加的因素,如地面湿滑、照明不足、障碍物等。社会经济因素包括老年人的婚姻状态、家庭收入、受教育水平以及享受的医疗条件、受社会支持程度等。

副组长将主要的危险因素记录在白板上。

组长:"既然有这么多危险因素可以导致老年人跌倒,我们改变或调整这些危险因素是不是就可以避免我们跌倒啊?答案是肯定的。上述的危险因素,规避一条危险因素就减少一些发生跌倒的风险。跌倒是可以预防的,我们只要采取一些科学的方法,就可以减少跌倒的发生。"

预防老年人跌倒的几大策略

(1) 锻炼健体:增加肌肉力量、柔韧性、平衡功能、灵活性、协调性等。
(2) 环境改善:增加照明、安装扶手、清除障碍物、加装电梯等。
(3) 用药管理:专业人员调整药物、给药剂量个体化、用药教育等。
(4) 疾病防治:积极治疗与跌倒相关疾病,如眼部疾病、高血压、骨质疏松等。
(5) 辅助用具:学会挑选以及正确使用手杖、助行器、功能轮椅等。
(6) 行为调整:主动规避风险、适当锻炼身体、变换体位不宜过快、着装舒适等。

活动3:学习老年人运动安全知识(10分钟)

组长:"上面我们提到运动锻炼可以预防老年人跌倒,但是我们首先要保证我们的运动锻炼是安全的,这样才能真正起到预防跌倒的作用。接下来,我给大家介绍一下咱们老年人运动锻炼的注意事项。"

老年人运动锻炼的注意事项

1. 锻炼前的准备
   锻炼的衣着要宽松轻软,不宜穿着太重太厚。锻炼前一定要先进行适量且足够的热身活动。运动锻炼的环境要安全、舒适。
2. 锻炼项目的选择
   根据自己的年龄、身体状况、兴趣爱好选择适合自己的运动,可以选择散步、慢跑、爬山、骑自行车等。避免危险动作,运动强度和动作幅度不能太大,动作要简单,确保安全有效且能长期坚持。
3. 运动量的选择
   老年人运动要遵循"缓慢轻柔"的原则,每次时长在40~90分钟为宜,幅度由小到大,速度由慢到快。最好每天坚持,每周至少3~5次;条件允许时,每天户外活动时间至少30分钟,最好1小时。锻炼时充分考虑自身的身体素质以及既往病史,循序渐进,量力而行,运动强度以微微出汗、自我感觉舒适为度。
4. 锻炼后的整理
   整理活动是指体育锻炼后做的小运动量的轻松练习,应着重于呼吸运动及较慢的全身运动,使肌肉得到放松,呼吸、心跳恢复正常。

活动4:学会2个平衡功能锻炼方法(20分钟)

组长:"上节课我们学习了'坐位重心转移'和'站立位重心转移'两个平衡功能锻炼动作。本次课程我们将继续教给大家两个简单的平衡功能锻炼的动作:'站立位重心转移加强'和'坐-站转移'。首先我们先进行热身活动。"

热身运动

运动前进行热身运动可以调节体内血液循环以及新陈代谢的速度,从而提高肌肉以及韧带的温度,帮助机体僵硬的肌肉得到放松,减少肌肉、韧带、肌腱等软组织的黏滞性,加大其弹性及伸展性,促进滑囊以及关节滑囊分泌滑液,从而保护关节的软骨,防止内部出现磨损,减少运动损伤。根据身体条件选择弓步转体、胯下击掌、原地踏步和搭肩画圈等常规热身活动。各项活动左右各30秒一组,各做2组。热身时间不少于5分钟。

1. 弓步转体

动作要领:双脚并拢,自然站立。向前迈一侧腿呈弓步,后腿与前腿朝同一方向。上肢前平举,平行于地面,掌心相对,身体转向后腿一侧。该过程中打开手臂与身体运动方向一致,在终末处保持5～10秒,然后慢慢恢复至起始状态。再交换至对侧进行转体。

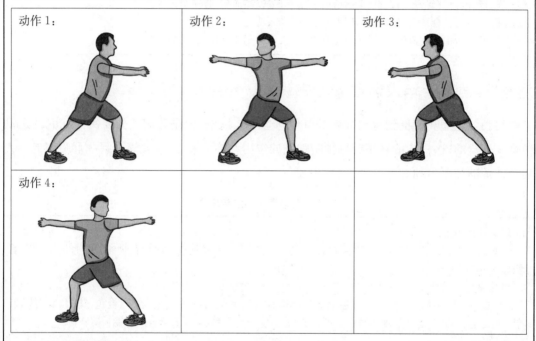

2. 胯下击掌(高抬腿动作)

动作要领:身体挺直,身体重心微向前倾,上肢侧平举。大腿向前上摆至水平,上肢摆动至大腿下方进行击掌,双侧交替重复此动作5～10次。

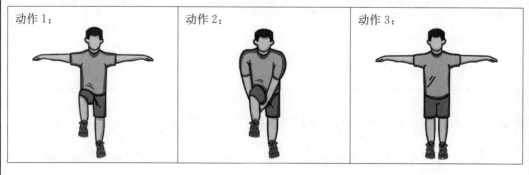

续表

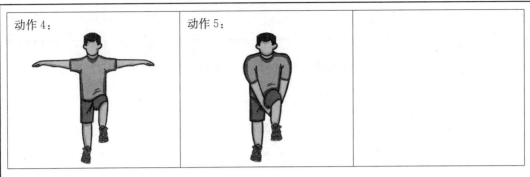

3. 原地踏步

　　动作要领：老人处于直立位，收紧腹部，双腿交替弯膝抬腿，手臂自然摆动，保持自然呼吸。该过程中注意保持平衡，尽可能将大腿抬起。平衡功能较差者，可用椅子辅助完成此动作。重复踏步30～60秒。

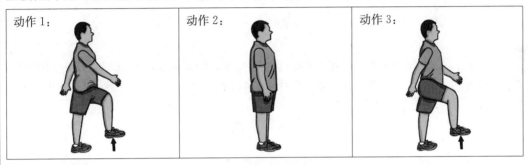

4. 搭肩画圈

　　动作要领：老人位于直立位，肩部放松，抬起双肘，将双手指尖搭放在肩头。吸气时，抬头，双肘向上抬起，大臂内侧面朝向身体前方。呼气时含胸，双肘向前运动，最好使双肘接触。以肩膀为圆心，重复此动作画圈3～5次。

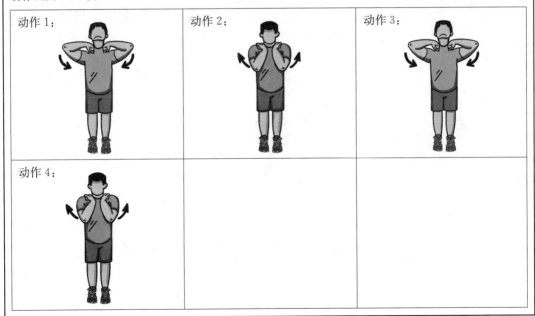

组长:"接下来对照课件、视频我来给大家讲解一下'**站立位重心转移加强**'和'**坐-站转移**'两个动作要领。"

站立位重心转移加强

动作要领:站立位,重心逐渐前移到前脚掌,双手臂随之尽力向前伸,做"够物"动作,持续3秒以上。该过程中尽可能保持身体稳定。

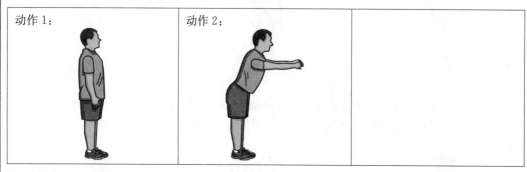

坐-站转移

动作要领:以合适高度端坐,双手交叉环抱胸前,双脚脚掌着地,重心前移,抬离臀部,膝关节伸展而站立,这时身体重心均匀分布在双脚,然后缓慢坐下。功能较差者可将双手放于两膝完成此动作。

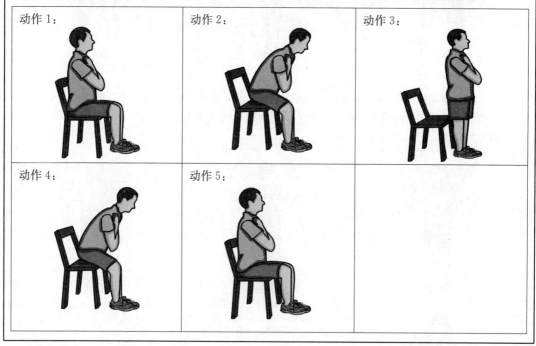

播放教学视频,组长和副组长辅以指导,带领组员练习这两个平衡功能锻炼动作。在组员练习的时候,组长和副组长应在旁边加以保护,防止组员在练习时发生跌倒。

活动 5：制订一周行动计划（15 分钟）

1. 组长引导语

组长："现在我们要制订本周的行动计划。这是我们每周都会做的。行动计划是自己想做的事情、预计本周能完成的，是具体的行为，必须能回答做什么、做多少、什么时间做、每周做多少天、完成计划的信心。现在请大家结合今天所学的运动锻炼来制订周行动计划。"

2. 组长行动计划示范

组长问副组长本周的行动计划是什么，副组长讲出他的行动计划，接着组长问副组长完成全部计划的自信心有多强。

3. 小组成员结对制订行动计划

请结伴同行的组员，每一组像组长和副组长示范的那样，利用 3 分钟制订周行动计划，并建议把周行动计划写下来。

4. 组员交流行动计划

组长请一位自愿的组员报告他的行动计划，然后从他的左边或右边开始请其他组员逐一报告。组员报告时，组长留心听（做什么、做多少、什么时间做、每周做多少天、信心），如有遗漏，组长可及时给予意见及提示。

活动 6：总结（5 分钟）

1. 组长和组员一起进行本次活动的回顾

组长（回顾时可以问一下组员，做一些补充）："今天的活动基本结束，请大家共同回顾一下今天活动的主要内容。首先我们学习了解决问题的步骤，即认清问题所在，列出可以解决问题的方法，选择一个方法试行，评估方法的成效，如果方法无效，换另一个方法。然后我们共同学习了老年人跌倒的危险因素和老年人跌倒的可预防性及运动的安全性。此外我们还学习了 2 个平衡功能锻炼的运动方法。最后我们讲解了行动计划，大家也制订了自己一周的行动计划，希望大家每天记下自己行动计划的进度，预备在下周小组活动中报告。下周我们的活动内容是识别常见家庭环境中跌倒相关危险因素。非常感谢各位组员今天的参与，我们将会在未来几天跟你们联系，以便了解行动计划完成情况和解答疑问，也希望我们结成对子的组员互相提醒和督促，努力完成我们制订的一周行动计划。谢谢！"

2. 收回姓名卡

3. 解答组员提问

组长多留 10 分钟，回答组员的提问并收拾房间。

注意事项：组长应在未来一周通过电话或其他方式（例如建立微信群）联络组员以了解他们的行动计划的执行情况。谈话内容宜简洁。

组长:"你好,我是预防跌倒自我管理课程组长,你这周的行动计划进行得怎样了?"

组员:"我这个星期的行动计划是预备一周里进行5天的平衡功能锻炼的练习,每天半个小时。我有1天已经做了,后面还有4天要坚持。"

组长指导组员如何坚持,并鼓励组员完成行动计划。

第三次小组活动

活动目的	• 识别常见家庭环境中跌倒相关危险因素 • 学会2个平衡功能锻炼方法 • 制订一周行动计划
所需材料	• 姓名卡、签到表、活动记录表 • 适量的白纸和铅笔 • 黑板/白板、水笔、粉笔、笔擦 • 电脑、屏幕、音响、运动锻炼视频、课程参考课件
活动安排、时间分配	• 活动1:反馈上周行动计划完成情况/解决问题(15分钟) • 活动2:识别常见家庭环境中跌倒相关危险因素(30分钟) • 活动3:学会2个平衡功能锻炼方法(20分钟) • 活动4:制订一周行动计划(15分钟) • 活动5:总结(5分钟)

活动1:反馈上周行动计划完成情况/解决问题(15分钟)

1. 分发姓名卡,安排座位

2. 组长开场白

组长:"大家好,欢迎继续参与这次小组活动,首先我们汇报一下上星期制订的行动计划完成情况,每个组员都有机会分享完成行动计划的经验。首先由副组长汇报。"

3. 副组长示范

副组长报告自己的行动计划完成情况,为组员示范如何简短报告。

4. 组员交流

组长:"刚才听完了副组长的示范,现在听听大家汇报行动计划。汇报的时候大家首先介绍自己上周的行动计划是什么,完成了多少。"

先请一位自愿的组员开始,然后轮流汇报(或者指定一位组员,然后按一定的顺序逐个汇报）。副组长记录组员完成情况。

5. 解决问题

帮助未完成行动计划的组员解决问题。

活动2：识别常见家庭环境中跌倒相关危险因素（30分钟）

组长："家中是老年人跌倒发生最多的地方，识别常见家庭环境中跌倒相关危险因素并进行居家环境的适老化改造，可以有效地降低老年人在家中发生跌倒的概率。接下来大家讨论一下，咱们常见的家庭环境中都有哪些跌倒危险因素呢？"

请3～5名组员轮流发言。

副组长将组员回答的要点记录在白板上。

常见家庭环境中跌倒相关危险因素

1. 地面
   家中穿拖鞋，鞋底防滑系数不够；地面有水、湿滑，尤其是卫生间、浴室、厨房、阳台、门厅等容易因液体造成湿滑的位置；地垫、地毯不固定，容易移位；地面不平、有坡度、门槛、地垫、地毯的隆起或卷边处、杂物、电线等障碍物；有自由行动会干扰人行动轨迹的宠物、玩具车等。
2. 照明
   室内照明的照度不足或因照度过强而产生眩光；灯具开关线路接触不良或位置不方便使用；晚间起夜缺乏照明等。
3. 楼梯
   楼梯设计的坡度过陡，材质光滑，台阶过高、过窄、破损、不稳等；楼梯上有障碍物或楼梯的地毯不平整；上下楼梯没有扶手或者扶手不连贯、不稳定、不适合。
4. 支撑物
   在床边、卫生间、浴室、沙发座椅等老年人需要起身的位置没有扶手或支撑物。
5. 家具
   一些临时搭建作为桌椅的平台不稳固；家具材质不好、使用时长过久、风化等导致作为支撑物时易损坏等；椅子、沙发等家具没有扶手，高度过高或过矮，不方便坐下和站起；座椅轮子不固定；家具摆放位置不合理，室内设计格局影响老年人在室内通行；储存日常用品的柜子过高或过低；在门厅或玄关无供换鞋用的坐凳；浴室没有座椅；床旁没有床头柜、扶手等。

组长："我们生活的家庭环境中存在这么多跌倒危险因素，如果大家平时不注意，有可能就会发生跌倒。那么大家如何做才能避免发生跌倒呢？我们肯定要把这些危险因素一一清除掉。如何清除？大家可以讨论一下。"

请3～5名组员轮流发言。

副组长将组员回答的要点记录在白板上。

1. 在有老年人活动的区域内安装照明，避免灯光昏暗，且要光线柔和、不刺眼。
2. 在厨房、卫生间、阳台等经常有水和油的地方铺上防滑地垫，并且及时清理室内地上的液体。
3. 家里的过道避免堆放杂物，不随便在地面摆放物品，清除影响老年人行动的物品器具，去除门槛，减少地面出现高度差的情况，加固或移走地垫、地毯。

续表

4. 调整沙发、座椅和床的高度,使用有扶手的沙发和座椅,检查室内家具摆放格局及家具质量,稳固家具,调整常用物品摆放高度。 5. 在浴缸、马桶边,以及室内楼梯安装扶手;在室内穿鞋的位置放置穿鞋凳以及鞋拔子;给桌角、尖锐之处贴上防撞贴、防撞护角等物品。 6. 确保每个家庭成员有防护老年人跌倒的意识;儿童室内移动型玩具和宠物尽量在老年人不在的区域玩耍。

活动3:学会2个平衡功能锻炼方法(20分钟)

组长:"上节课我们学习了'**站立位重心转移加强**'和'**坐-站转移**'两个平衡功能锻炼动作。本次课程我们将继续教给大家两个简单的平衡功能锻炼的动作:'**两脚前后站立**'和'**单腿站立**'。首先我们先进行热身活动。"

热身运动

运动前进行热身运动可以调节体内血液循环以及新陈代谢的速度,从而提高肌肉以及韧带的温度,帮助机体僵硬的肌肉得到放松,减少肌肉、韧带、肌腱等软组织的黏滞性,加大其弹性及伸展性,促进滑囊以及关节滑囊分泌滑液,从而保护关节的软骨,防止内部出现磨损,减少运动损伤。根据身体条件选择弓步转体、胯下击掌、原地踏步和搭肩画圈等常规热身活动。各项活动左右各30秒一组,各做2组。热身时间不少于5分钟。

1. 弓步转体

动作要领:双脚并拢,自然站立。向前迈一侧腿呈弓步,后腿与前腿朝同一方向。上肢前平举,平行于地面,掌心相对,身体转向后腿一侧。该过程中打开手臂与身体运动方向一致,在终末处保持5~10秒,然后慢慢恢复至起始状态。再交换至对侧进行转体。

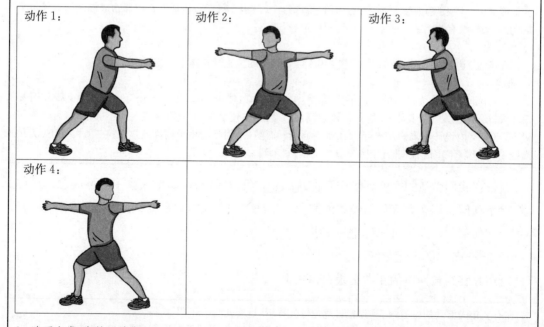

2. 胯下击掌(高抬腿动作)

动作要领:身体挺直,身体重心微向前倾,上肢侧平举。大腿向前上摆至水平,上肢摆动至大腿下方进行击掌,双侧交替重复此动作5~10次。

续表

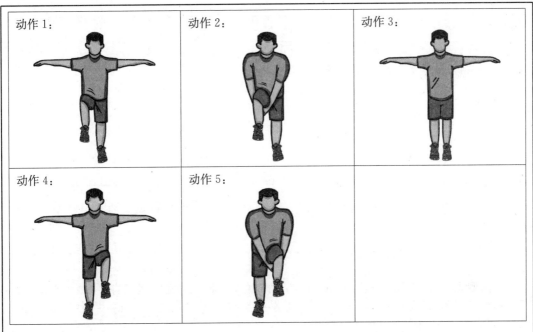

3. 原地踏步

动作要领：老人处于直立位，收紧腹部，双腿交替弯膝抬腿，手臂自然摆动，保持自然呼吸。该过程中注意保持平衡，尽可能将大腿抬起。平衡功能较差者，可用椅子辅助完成此动作。重复踏步30~60秒。

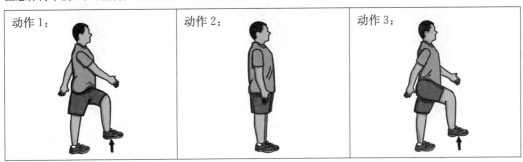

4. 搭肩画圈

动作要领：老人位于直立位，肩部放松，抬起双肘，将双手指尖搭放在肩头。吸气时，抬头，双肘向上抬起，大臂内侧面朝向身体前方。呼气时含胸，双肘向前运动，最好使双肘接触。以肩膀为圆心，重复此动作画圈3~5次。

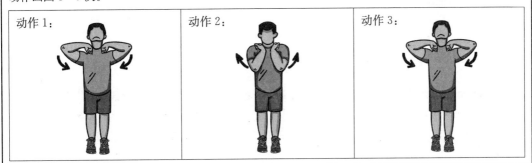

动作4: 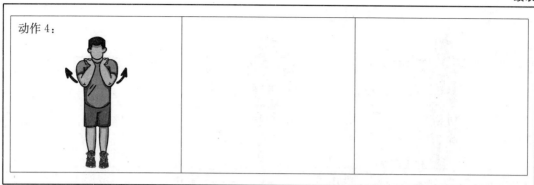		

组长:"接下来对照课件、视频我来给大家讲解一下'**两脚前后站立**'和'**单腿站立**'两个动作要领。"

两脚前后站立
　　动作要领:无辅助支撑情况下,站立位,目视前方。左脚在前,右脚在后,将后脚脚尖放于前脚脚跟,且两脚在一条直线上,保持10秒。休息10秒后,左右脚交换,重复以上动作。保持10秒,休息10秒。平衡功能较差者可将双手侧平举完成此动作。

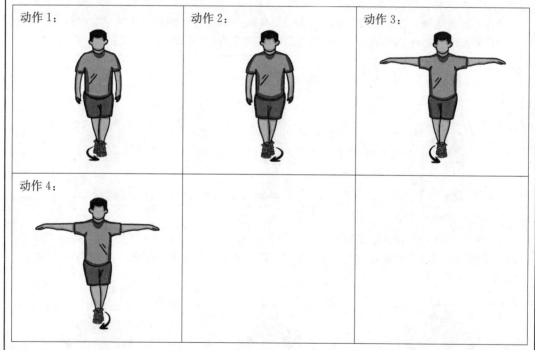

单腿站立
　　动作要领:无辅助支撑情况下,站立位,目视前方。右脚不动,左脚抬起,尽量维持身体不晃动,保持10秒。然后左脚放下,休息10秒。对侧脚重复此动作,平衡功能较差者可用椅子辅助完成。

续表

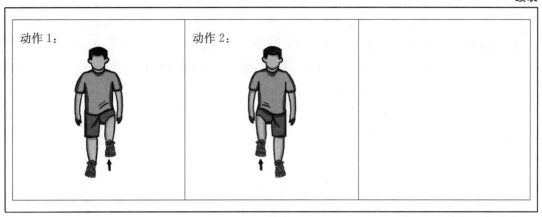

| 动作1: | 动作2: | |

活动4:制订一周行动计划(15分钟)

1. 组长引导语

组长:"现在我们要制订本周的行动计划。这是我们每周都会做的。行动计划是自己想做的事情、预计本周能完成的,是具体的行为,必须能回答做什么、做多少、什么时间做、每周做多少天、完成计划的信心。现在请大家结合今天所学的运动锻炼来制订周行动计划。"

2. 组长行动计划示范

组长问副组长本周的行动计划是什么,副组长讲出他的行动计划,接着组长问副组长完成全部计划的自信心有多强。

3. 小组成员结对制订行动计划

请结伴同行的组员,每一组像组长和副组长示范的那样,利用3分钟制订周行动计划,并建议把周行动计划写下来。

4. 组员交流行动计划

组长请一位自愿的组员报告他的行动计划,然后从他的左边或右边开始请其他组员逐一报告。组员报告时,组长留心听(做什么、做多少、什么时间做、每周做多少天、信心),如有遗漏,组长可及时给予意见及提示。

活动5:总结(5分钟)

1. 组长和组员一起进行本次活动的回顾

组长(回顾时可以问一下组员,做一些补充):"今天的活动基本结束,请大家共同回顾一下今天活动的主要内容。首先我们学习了解决问题的步骤,即认清问题所在,列出可以解决问题的方法,选择一个方法试行,评估方法的成效,如果方法无效,换另一个方法。然后我们共同学习了常见家庭环境中跌倒相关危险因素。此外我们还学习了2个平衡功能锻炼的运动方法。最后我们讲解了行动计划,大家也制订了自己一周的行动计划,希望大家每天记下自己行动计划的进度,预备在下周小组活动中报告。下周我们的活动内容是学习应对公共场所环境跌倒危险因素的方法。非常感谢各位组员今天的参与,我们将会在未来几天跟你们联系,以便了解行动计划完成情况和解答疑问,也希望我们结成对子的组员互相提醒和督促,努力完成我们制订的一周行动计划。谢谢!"

2. 收回姓名卡

3. 解答组员提问

组长多留 10 分钟,回答组员的提问并收拾房间。

注意事项:组长应在未来一周通过电话或其他方式(例如建立微信群)联络组员以了解他们的行动计划的执行情况。谈话内容宜简洁。

组长:"你好,我是预防跌倒自我管理课程组长,你这周的行动计划进行得怎样了?"

组员:"我这个星期的行动计划是预备一周里进行 5 天的平衡功能锻炼的练习,每天半个小时。我有 1 天已经做了,后面还有 4 天要坚持。"

组长指导组员如何坚持,并鼓励组员完成行动计划。

第四次小组活动

活动目的	• 识别常见公共场所环境跌倒危险因素 • 学习应对室外环境跌倒危险因素的方法 • 学会 2 个平衡功能锻炼方法 • 制订一周行动计划
所需材料	• 姓名卡、签到表、活动记录表 • 适量的白纸和铅笔 • 黑板/白板、水笔、粉笔、笔擦 • 电脑、屏幕、音响、运动锻炼视频、课程参考课件
活动安排、时间分配	• 活动 1:反馈上周行动计划完成情况/解决问题(15 分钟) • 活动 2:识别常见公共场所环境跌倒危险因素(15 分钟) • 活动 3:学习公共场所防跌倒的方法(15 分钟) • 活动 4:学会 2 个平衡功能锻炼方法(20 分钟) • 活动 5:制订一周行动计划(15 分钟) • 活动 6:总结(5 分钟)

活动1:反馈上周行动计划完成情况/解决问题(15分钟)

1. 分发姓名卡,安排座位

2. 组长开场白

组长:"大家好,欢迎继续参与这次小组活动,首先我们汇报一下上星期制订的行动计划完成情况,每个组员都有机会分享完成行动计划的经验。首先由副组长汇报。"

3. 副组长示范

副组长报告自己的行动计划完成情况,为组员示范如何简短报告。

4. 组员交流

组长:"刚才听完了副组长的示范,现在听听大家汇报行动计划。汇报的时候大家首先介绍自己上周的行动计划是什么,完成了多少。"

先请一位自愿的组员开始,然后轮流汇报(或者指定一位组员,然后按一定的顺序逐个汇报)。副组长记录组员完成情况。

5. 解决问题

帮助未完成行动计划的组员解决问题。

活动2:识别常见公共场所环境跌倒危险因素(15分钟)

组长:"咱们老年人除了在家里发生跌倒外,在家庭外的小区里、商场里以及马路等公共场所也会发生跌倒。上节课大家学习了家里的跌倒相关危险因素,并且给大家提出了改造的建议。这节课咱们来学习一下家庭外的公共场所环境中存在的跌倒相关危险因素,在这些公共场所的环境危险因素中咱们如何预防跌倒。"

跌倒相关的室外环境因素

1. 户外天气
   阳光刺眼晃神;雨雪天气影响视野且路面滑;大风天容易站立不稳。
2. 复杂路况
   砖块光滑材质;有高度差、不平整的小坑小坡,坑上有草或不稳的平台遮盖容易踩空;存在障碍物易将人绊倒;有台阶、斜坡设计不合理;没有扶手等支撑物。
3. 照明强度不适宜
   夜间照明不足;社区、道路、台阶、斜坡处有折射光线晃眼或照明不足。
4. 缺乏休息场所
   公共场所缺少休息座位,体力消耗过度容易站不稳。
5. 自动扶梯
   身体平衡功能较差和反应速度较慢;自动扶梯速度快;使用自动扶梯人多;没有乘坐自动扶梯经验。
6. 交通
   拥挤的人流;公交车、地铁晃动;交通出行高峰;交通信号灯时间过短。

活动3：学习公共场所防跌倒的方法（15分钟）

组长："大家现在都了解了我们生活的室外环境中可能存在的容易导致跌倒的危险因素了吧？那么接下来，请组员们找找咱们自己身边居住的室外环境中都存在哪些危险因素。既然这些危险因素就在我们的身边，我们该怎么做才能避免发生跌倒？"

请3~5名组员轮流发言。

副组长将组员回答的要点记录在白板上。

室外如何防跌倒

1. 主动预防

    理论学习室外跌倒的危险因素并在实践中主动去识别，避开危险因素可以大幅降低跌倒发生的概率。

    如：出门前主动关注天气；走路不要插兜；检查所在之处四周照明是否适宜，夜晚出行带好照明工具；地面是否易滑倒、有无高度差；路况是否有障碍物或盲角影响视野；有无速度过快的人或物闯入原定路线；交通灯的时长是否足够穿过马路等等。

2. 先想后做，慢慢行动

    不论起身、坐下、通勤、工作、运动，都应考虑到身体因素，想好了再慢慢行动，减小步幅，放慢步速，切记不要慌忙，行动不要超出自身能力范畴。

3. 衣着适宜

    穿大小、长短、材质适宜且舒适的服饰；天冷时增添衣物、戴好围巾，不要遮挡视线；穿合脚、舒适、防滑、便于行走的鞋，不穿高跟鞋；雨天出门穿不挡视线的雨衣，夏天撑遮阳伞和戴墨镜等。

4. 携带必备用品

    学会使用手杖、助行购物车等物品，外出时根据需要随身携带；外出前，将通信设备充满电并携带，带好身份证、医保卡；若有心脑血管病史注意携带相关药物；若有记忆下降等可携带通话簿、信息卡、防丢失手环、定位手表等。

5. 观察环境，寻找支撑

    提前观察要前往之处的环境情况，如照明、人流量、车流量等；避开高峰拥挤的路段、电梯、公园等公共区域；行动过程主动靠近有扶手、墙壁、栏杆等有稳固支撑的一侧；乘电梯、公交车等时稳定躯体，保持平衡，紧抓扶手；如遇到困难，主动寻求周围人的帮助支持。

6. 关注身体，主动休息

    尽量不在身体不适时外出；服用药物后注意观察自身状况，确保不会晕厥等引发跌倒才可外出；在室外时，主动搜寻座位等稳定区域，在感到疲劳时尽快坐稳休息；过马路时，观察安全岛等安全区域，交通灯时长不够就暂时休息；爬楼梯时增加休息次数；在室外等公共场所，发现身体不适，及时找位置坐下并寻求帮助。

活动4：学会2个平衡功能锻炼方法（20分钟）

组长："上节课我们学习了'**两脚前后站立**'和'**单腿站立**''两个平衡功能锻炼动作。本次课程我们将继续教给大家两个简单的平衡功能锻炼的动作：'**环绕椅子旋转360°**'和'**下肢稳定训练**'。首先我们先进行热身活动。"

热身运动

运动前进行热身运动可以调节体内血液循环以及新陈代谢的速度,从而提高肌肉以及韧带的温度,帮助机体僵硬的肌肉得到放松,减少肌肉、韧带、肌腱等软组织的黏滞性,加大其弹性及伸展性,促进滑囊以及关节滑囊分泌滑液,从而保护关节的软骨,防止内部出现磨损,减少运动损伤。根据身体条件选择弓步转体、胯下击掌、原地踏步和搭肩画圈等常规热身活动。各项活动左右各 30 秒一组,各做 2 组。热身时间不少于 5 分钟。

1. 弓步转体

动作要领:双脚并拢,自然站立。向前迈一侧腿呈弓步,后腿与前腿朝同一方向。上肢前平举,平行于地面,掌心相对,身体转向后腿一侧。该过程中打开手臂与身体运动方向一致,在终末处保持 5~10 秒,然后慢慢恢复至起始状态。再交换至对侧进行转体。

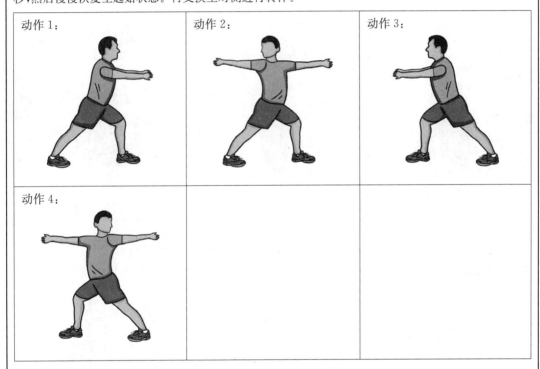

2. 胯下击掌(高抬腿动作)

动作要领:身体挺直,身体重心微向前倾,上肢侧平举。大腿向前上摆至水平,上肢摆动至大腿下方进行击掌,双侧交替重复此动作 5~10 次。

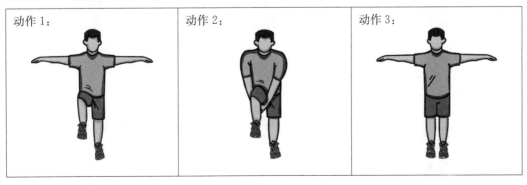

续表

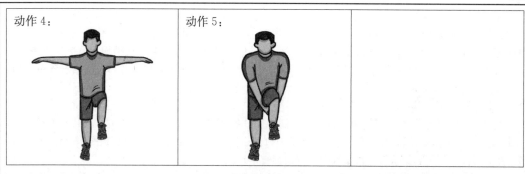

3. 原地踏步

动作要领：老人处于直立位，收紧腹部，双腿交替弯膝抬腿，手臂自然摆动，保持自然呼吸。该过程中注意保持平衡，尽可能将大腿抬起。平衡功能较差者，可用椅子辅助完成此动作。重复踏步30~60秒。

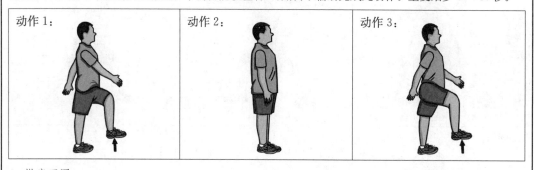

4. 搭肩画圈

动作要领：老人位于直立位，肩部放松，抬起双肘，将双手指尖搭放在肩头。吸气时，抬头，双肘向上抬起，大臂内侧面朝向身体前方。呼气时含胸，双肘向前运动，最好使双肘接触。以肩膀为圆心，重复此动作画圈3~5次。

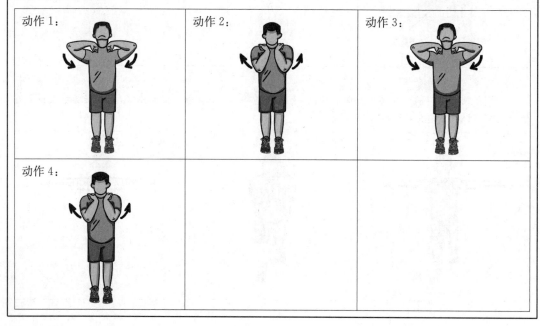

组长："接下来对照课件、视频我来给大家讲解一下'**环绕椅子旋转360°**'和'**下肢稳定训练**'两个动作要领。"

环绕椅子旋转360°
　　动作要领：站立位，双手下垂，目视前方。以正常走路速度环绕椅子行走一圈，顺时针、逆时针交替进行。若平衡功能较差，可适当扶椅背，在辅助下行走。

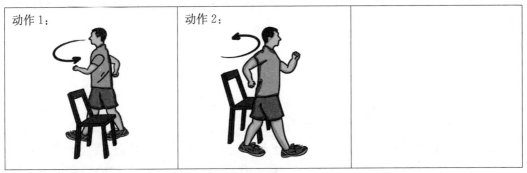

动作1：　　动作2：

下肢稳定训练
　　动作要领：于椅子前站立位，双脚分开与肩同宽，双手前平举。缓慢下蹲，臀部快靠近椅面时保持稳定，维持3秒，缓慢站起。下蹲和站起过程中尽量挺直腰背，避免代偿动作。平衡功能较差者站于椅后，双手扶椅背完成此动作。

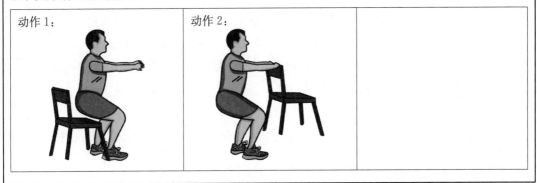

动作1：　　动作2：

活动5：制订一周行动计划（15分钟）

1. 组长引导语

组长："现在我们要制订本周的行动计划。这是我们每周都会做的。行动计划是自己想做的事情、预计本周能完成的，是具体的行为，必须能回答做什么、做多少、什么时间做、每周做多少天、完成计划的信心。现在请大家结合今天所学的运动锻炼来制订周行动计划。"

2. 组长行动计划示范

组长问副组长本周的行动计划是什么，副组长讲出他的行动计划，接着组长问副组长完成全部计划的自信心有多强。

3. 小组成员结对制订行动计划

请结伴同行的组员,每一组像组长和副组长示范的那样,利用3分钟制订周行动计划,并建议把周行动计划写下来。

4. 组员交流行动计划

组长请一位自愿的组员报告他的行动计划,然后从他的左边或右边开始请其他组员逐一报告。组员报告时,组长留心听(做什么、做多少、什么时间做、每周做多少天、信心),如有遗漏,组长可及时给予意见及提示。

活动6:总结(5分钟)

1. 组长和组员一起进行本次活动的回顾

组长(回顾时可以问一下组员,做一些补充):"今天的活动基本结束,请大家共同回顾一下今天活动的主要内容。首先我们学习了解决问题的步骤,即认清问题所在,列出可以解决问题的方法,选择一个方法试行,评估方法的成效,如果方法无效,换另一个方法。然后我们共同学习了常见公共场所环境跌倒危险因素和防跌倒的方法。此外我们还学习了2个平衡功能锻炼的运动方法。最后我们讲解了行动计划,大家也制订了自己一周的行动计划,希望大家每天记下自己行动计划的进度,预备在下周小组活动中报告。下周我们的活动内容是学习与跌倒相关的疾病。非常感谢各位组员今天的参与,我们将会在未来几天跟你们联系,以便了解行动计划完成情况和解答疑问,也希望我们结成对子的组员互相提醒和督促,努力完成我们制订的一周行动计划。谢谢!"

2. 收回姓名卡

3. 解答组员提问

组长多留10分钟,回答组员的提问并收拾房间。

注意事项:组长应在未来一周通过电话或其他方式(例如建立微信群)联络组员以了解他们的行动计划的执行情况。谈话内容宜简洁。

组长:"你好,我是预防跌倒自我管理课程组长,你这周的行动计划进行得怎样了?"

组员:"我这个星期的行动计划是预备一周里进行5天的平衡功能锻炼的练习,每天半个小时。我有1天已经做了,后面还有4天要坚持。"

组长指导组员如何坚持,并鼓励组员完成行动计划。

第五次小组活动

活动目的	• 学习与跌倒相关的疾病 • 学会2个平衡功能锻炼方法 • 制订一周行动计划
所需材料	• 姓名卡、签到表、活动记录表 • 适量的白纸和铅笔 • 黑板/白板、水笔、粉笔、笔擦 • 电脑、屏幕、音响、运动锻炼视频、课程参考课件
活动安排、时间分配	• 活动1:反馈上周行动计划完成情况/解决问题(15分钟) • 活动2:学习与跌倒相关的疾病(30分钟) • 活动3:学会2个平衡功能锻炼方法(20分钟) • 活动4:制订一周行动计划(15分钟) • 活动5:总结(5分钟)

活动1:反馈上周行动计划完成情况/解决问题(15分钟)

1. 分发姓名卡,安排座位

2. 组长开场白

组长:"大家好,欢迎继续参与这次小组活动,首先我们汇报一下上星期制订的行动计划完成情况,每个组员都有机会分享完成行动计划的经验。首先由副组长汇报。"

3. 副组长示范

副组长报告自己的行动计划完成情况,为组员示范如何简短报告。

4. 组员交流

组长:"刚才听完了副组长的示范,现在听听大家汇报行动计划。汇报的时候大家首先介绍自己上周的行动计划是什么,完成了多少。"

先请一位自愿的组员开始,然后轮流汇报(或者指定一位组员,然后按一定的顺序逐个汇报)。副组长记录组员完成情况。

5. 解决问题

帮助未完成行动计划的组员解决问题。

活动2:学习与跌倒相关的疾病(30分钟)

组长:"前几次课程我们说到了身体功能下降,室内、室外的环境危险因素都是造成老年人跌倒的原因。今天我们来说一说导致老年人跌倒的另外一个原因——疾病。有很多的疾病可能增加跌倒的风险,如神经系统疾病、心脑血管系统疾病、骨骼关节肌肉疾病、眼部疾病、心理精神疾病等等。接下来让我们简单了解一下为什么这些疾病能增加老年人跌倒的风险。"

与老年人跌倒相关的疾病

1. 神经系统疾病
    如脑卒中、阿尔茨海默病、帕金森综合征等,通过影响患者的认知、反应、平衡、协调等方面的能力,从而增加跌倒风险。
2. 心脑血管系统疾病
    如高血压、冠心病等,造成心脑缺氧缺血,诱发头晕、心悸、心绞痛、胸闷等症状,导致跌倒。
3. 眼部疾病
    如白内障、青光眼、糖尿病视网膜病变等,由于视觉功能受损,对周围环境的观察和判断力下降导致跌倒。
4. 骨骼关节肌肉疾病
    如肌少症、骨质疏松症、关节疼痛、肿胀、僵硬以及关节变形等,均从不同病理层面导致肢体活动受限,姿势稳定性、协调性下降,引起跌倒发生。
5. 心理精神疾病
    如抑郁症、痴呆等,由于注意力不集中,缺乏对周围事物的判断,导致跌倒。
6. 其他疾病
    如足部病变、步态异常、糖尿病、癌症、行走不稳等疾病。

组长:"生活中很多种疾病都可能直接或间接影响跌倒的发生,对于那些可以增加跌倒发生风险的疾病,只有通过积极预防以及治疗疾病才能更好地预防跌倒的发生。此外,如果发生跌倒,大家不用害怕,首先要记住不能着急起身,先评估自身状况看是否需要呼救,若可以起身,要先将身体变为俯卧位,利用身边的支撑物缓慢起身,一定要家人陪护一起到医院去检查身体有没有出现损伤,并排除由于其他疾病引起的跌倒。在座的老年朋友们,估计大家多少都会有一些基础疾病,现在大家可以对照着上述讲解,看看自己身上有没有容易导致跌倒的疾病,想想自己该如何预防由此引起的跌倒发生。"

请3~5名组员轮流发言。

副组长将组员回答的要点记录在白板上。

活动3:学会2个平衡功能锻炼方法(20分钟)

组长:"上节课我们学习了'**环绕椅子旋转360°**'和'**下肢稳定训练**'两个平衡功能锻炼动作。本次课程我们将继续教给大家两个动作:'**侧向跨台阶**'和'**健步走**'。首先我们先进行热身活动。"

热身运动

运动前进行热身运动可以调节体内血液循环以及新陈代谢的速度,从而提高肌肉以及韧带的温度,帮助机体僵硬的肌肉得到放松,减少肌肉、韧带、肌腱等软组织的黏滞性,加大其弹性及伸展性,促进滑囊以及关节滑囊分泌滑液,从而保护关节的软骨,防止内部出现磨损,减少运动损伤。根据身体条件选择弓步转体、胯下击掌、原地踏步和搭肩画圈等常规热身活动。各项活动左右各30秒一组,各做2组。热身时间不少于5分钟。

续表

1. 弓步转体

动作要领：双脚并拢，自然站立。向前迈一侧腿呈弓步，后腿与前腿朝同一方向。上肢前平举，平行于地面，掌心相对，身体转向后腿一侧。该过程中打开手臂与身体运动方向一致，在终末处保持5～10秒，然后慢慢恢复至起始状态。再交换至对侧进行转体。

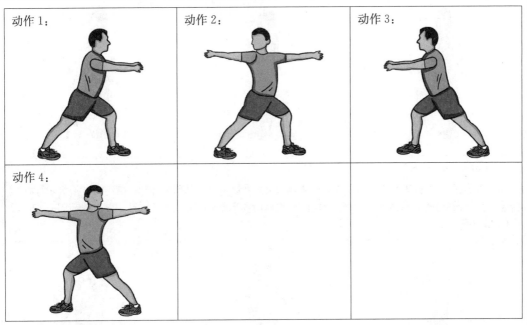

2. 胯下击掌（高抬腿动作）

动作要领：身体挺直，身体重心微向前倾，上肢侧平举。大腿向前上摆至水平，上肢摆动至大腿下方进行击掌，双侧交替重复此动作5～10次。

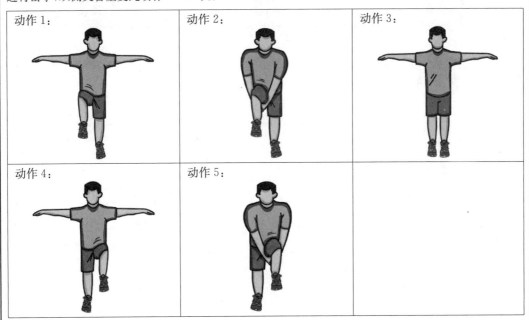

续表

3. 原地踏步

　　动作要领：老人处于直立位，收紧腹部，双腿交替弯膝抬腿，手臂自然摆动，保持自然呼吸。该过程中注意保持平衡，尽可能将大腿抬起。平衡功能较差者，可用椅子辅助完成此动作。重复踏步30～60秒。

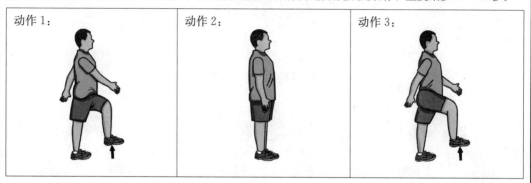

4. 搭肩画圈

　　动作要领：老人位于直立位，肩部放松，抬起双肘，将双手指尖搭放在肩头。吸气时，抬头，双肘向上抬起，大臂内侧面朝向身体前方。呼气时含胸，双肘向前运动，最好使双肘接触。以肩膀为圆心，重复此动作画圈3～5次。

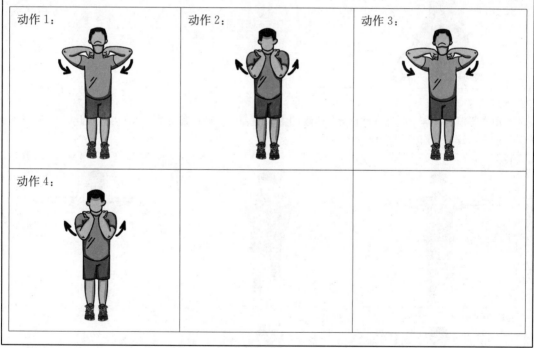

　　组长："接下来对照课件、视频我来给大家讲解一下'**侧向跨台阶**'和'**健步走**'两个动作要领。"

侧向跨台阶

　　动作要领：站立位，位于台阶左侧，目视前方，双脚并拢。右脚抬起跨上台阶后，左脚跨上，双脚并拢。左脚跨下台阶后，右脚跨下，双脚并拢。绕向台阶右侧重复此动作。

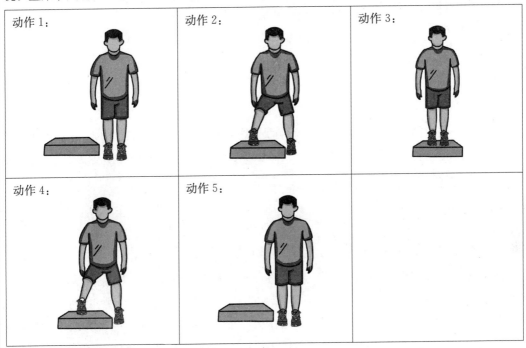

健步走

　　动作要领：目视前方，腰背挺直。肩膀下沉放松，摆臂同时迈步。行走过程中保持动作协调，双膝、双脚不拖地。

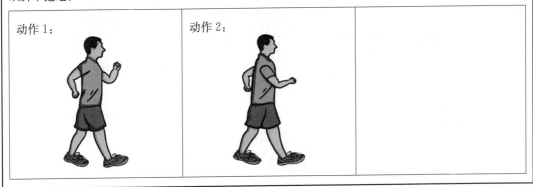

活动 4：制订一周行动计划（15 分钟）

1. 组长引导语

　　组长："现在我们要制订本周的行动计划。这是我们每周都会做的。行动计划是自己想做的事情、预计本周能完成的，是具体的行为，必须能回答做什么、做多少、什么时间做、每周做多少天、完成计划的信心。现在请大家结合今天所学的运动锻炼来制订周行动计划。"

2. 组长行动计划示范

组长问副组长本周的行动计划是什么,副组长讲出他的行动计划,接着组长问副组长完成全部计划的自信心有多强。

3. 小组成员结对制订行动计划

请结伴同行的组员,每一组像组长和副组长示范的那样,利用3分钟制订周行动计划,并建议把周行动计划写下来。

4. 组员交流行动计划

组长请一位自愿的组员报告他的行动计划,然后从他的左边或右边开始请其他组员逐一报告。组员报告时,组长留心听(做什么、做多少、什么时间做、每周做多少天、信心),如有遗漏,组长可及时给予意见及提示。

活动5:总结(5分钟)

1. 组长和组员一起进行本次活动的回顾

组长(回顾时可以问一下组员,做一些补充):"今天的活动基本结束,请大家共同回顾一下今天活动的主要内容。首先我们学习了解决问题的步骤,即认清问题所在,列出可以解决问题的方法,选择一个方法试行,评估方法的成效,如果方法无效,换另一个方法。然后我们共同学习了与跌倒相关的疾病。此外我们还学习了2个平衡功能锻炼的运动方法。最后我们讲解了行动计划,大家也制订了自己一周的行动计划,希望大家每天记下自己行动计划的进度,预备在下周小组活动中报告。下周我们的活动内容是学习如何选择拐杖、眼镜和鞋子等防跌倒辅助工具。非常感谢各位组员今天的参与,我们将会在未来几天跟你们联系,以便了解行动计划完成情况和解答疑问,也希望我们结成对子的组员互相提醒和督促,努力完成我们制订的一周行动计划。谢谢!"

2. 收回姓名卡

3. 解答组员提问

组长多留10分钟,回答组员的提问并收拾房间。

注意事项:组长应在未来一周通过电话或其他方式(例如建立微信群)联络组员以了解他们的行动计划的执行情况。谈话内容宜简洁。

组长:"你好,我是预防跌倒自我管理课程组长,你这周的行动计划进行得怎样了?"

组员:"我这个星期的行动计划是预备一周里进行5天的平衡功能锻炼的练习,每天半个小时。我有1天已经做了,后面还有4天要坚持。"

组长指导组员如何坚持,并鼓励组员完成行动计划。

第六次小组活动

活动目的	• 了解与跌倒相关辅助工具 • 学会 2 个平衡功能锻炼方法 • 制订一周行动计划
所需材料	• 姓名卡、签到表、活动记录表 • 适量的白纸和铅笔 • 黑板/白板、水笔、粉笔、笔擦 • 电脑、屏幕、音响、运动锻炼视频、课程参考课件 • 演示用的拐杖、眼镜、鞋子等
活动安排、时间分配	• 活动1:反馈上周行动计划完成情况/解决问题(15分钟) • 活动2:了解防跌倒辅助工具(30分钟) • 活动3:学会2个平衡功能锻炼方法(20分钟) • 活动4:制订一周行动计划(15分钟) • 活动5:总结(5分钟)

活动 1:反馈上周行动计划完成情况/解决问题(15分钟)

1. 分发姓名卡,安排座位

2. 组长开场白

组长:"大家好,欢迎继续参与这次小组活动,首先我们汇报一下上星期制订的行动计划完成情况,每个组员都有机会分享完成行动计划的经验。首先由副组长汇报。"

3. 副组长示范

副组长报告自己的行动计划完成情况,为组员示范如何简短报告。

4. 组员交流

组长:"刚才听完了副组长的示范,现在听听大家汇报行动计划。汇报的时候大家首先介绍自己上周的行动计划是什么,完成了多少。"

先请一位自愿的组员开始,然后轮流汇报(或者指定一位组员,然后按一定的顺序逐个汇报)。副组长记录组员完成情况。

5. 解决问题

帮助未完成行动计划的组员解决问题。

活动2：了解防跌倒辅助工具（30分钟）

组长："为了减少和预防跌倒发生，降低跌倒后导致的危害，许多预防跌倒或减轻跌倒后损伤严重程度的辅助工具应运而生。这些辅助工具适用于行动不便的老年人、身体比较虚弱的患者、下肢行动不便者和单/双侧下肢无力的患者。它能减轻下肢的负荷、增加摩擦、维系身体平衡等，从而减少跌倒的发生，保护我们的身体免受损伤，甚至有些辅助工具能在跌倒后及时将跌倒信息报告给亲人和医疗机构。它们从不同的角度帮助大家预防跌倒，最常见的包括手杖、助行器、眼镜、防滑垫等等。今天我们来了解一下跌倒相关辅助工具。"

名称	示意图	简介
手杖		是移动助行器中最简单的辅助器具，通过手的触及感和支撑感来掌握行走的稳定性。长度要合适，底端要防滑。
防滑垫		通过吸盘与地面的紧紧吸牢，起到不易移动、防止滑倒的作用。最好选择吸盘比较多、分布比较密集的塑胶防滑垫。
扶手		可以是立地支撑类的扶手，也可以是固定于墙壁的扶手。一般置于老年人床旁、沙发旁、马桶旁、浴室旁。
眼镜		具有防近视、远视和散光等功能。一定要先验光再配镜。慎用多焦点眼镜。
助行器		能够提供较高的支撑力和稳定性，减轻使用者下肢负重。要根据自身的需求来选择合适的类型。使用时要保证有足够的行走空间。

续表

名称	示意图	简介
功能轮椅		是替代人体下肢功能障碍、克服行走困难的代步工具。使用时注意刹车、安全带等方面的功能,了解使用的注意事项。
助行购物车		用于腿脚行动缓慢的老年人外出购物和休闲时使用。可以放置随身的物品。

组长:"以上只是我们生活中常见的几种防跌倒辅助工具,其他还有老年人的功能护理床、适老坐便器等等。这么多种辅助工具我们该如何挑选呢?首要原则是重量大小适宜、稳固结实、防滑、符合人体工效学。下面给大家举例,简单介绍一下助行器和眼镜的选择。"

助行器的选择

1. 要牢固,有充分的强度,抓握把手有足够的摩擦力,以确保使用者安全。
2. 质地要轻便,方便使用者移动,底部与地面接触确保不会打滑。
3. 放置要稳定,高度要合适或可调节。宽度要适中,不可过宽。

眼镜的选择

1. 佩戴老花镜时尽量选择普通镜片或白光镜片,要以镜片透光好为原则。
2. 佩戴太阳镜时,颜色以灰色和茶色较好。患有青光眼和低视力的老年人,不适合佩戴变色镜和墨镜。
3. 眼镜应经常更换,先验光后配镜,因为老花镜的度数是不断增加的,经过正规专科医院验光后再配镜。

活动3:学会2个平衡功能锻炼方法(20分钟)

组长:"上节课我们学习了'**侧向跨台阶**'和'**健步走**'两个平衡功能锻炼动作。本次课程我们将继续教给大家两个简单的动作:'**坐位膝关节屈伸**'和'**坐位自重直腿抬高**'。首先我们先进行热身活动。"

热身运动

运动前进行热身运动可以调节体内血液循环以及新陈代谢的速度,从而提高肌肉以及韧带的温度,帮助机体僵硬的肌肉得到放松,减少肌肉、韧带、肌腱等软组织的黏滞性,加大其弹性及伸展性,促进滑囊以及关节滑囊分泌滑液,从而保护关节的软骨,防止内部出现磨损,减少运动损伤。根据身体条件选择弓步转体、胯下击掌、原地踏步和搭肩画圈等常规热身活动。各项活动左右各 30 秒一组,各做 2 组。热身时间不少于 5 分钟。

1. 弓步转体

动作要领:双脚并拢,自然站立。向前迈一侧腿呈弓步,后腿与前腿朝同一方向。上肢前平举,平行于地面,掌心相对,身体转向后腿一侧。该过程中打开手臂与身体运动方向一致,在终末处保持 5~10 秒,然后慢慢恢复至起始状态。再交换至对侧进行转体。

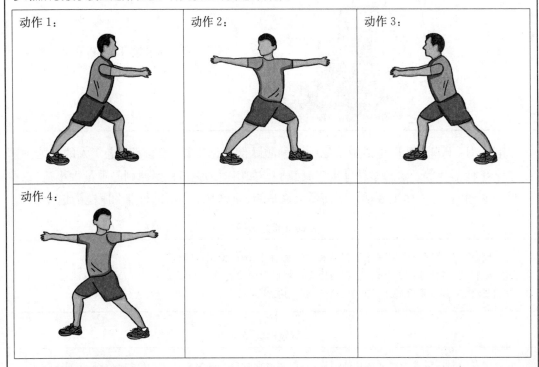

2. 胯下击掌(高抬腿动作)

动作要领:身体挺直,身体重心微向前倾,上肢侧平举。大腿向前上摆至水平,上肢摆动至大腿下方进行击掌,双侧交替重复此动作 5~10 次。

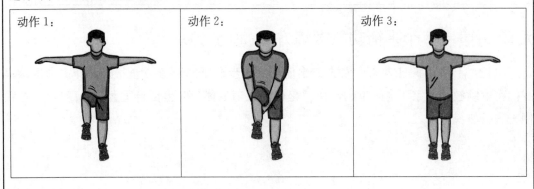

续表

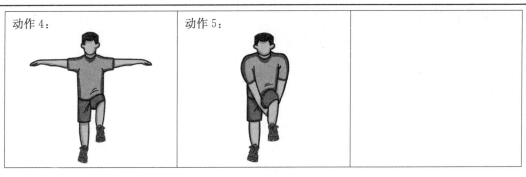

3. 原地踏步

动作要领：老人处于直立位，收紧腹部，双腿交替弯膝抬腿，手臂自然摆动，保持自然呼吸。该过程中注意保持平衡，尽可能将大腿抬起。平衡功能较差者，可用椅子辅助完成此动作。重复踏步 30～60 秒。

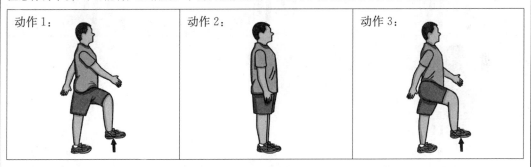

4. 搭肩画圈

动作要领：老人位于直立位，肩部放松，抬起双肘，将双手指尖搭放在肩头。吸气时，抬头，双肘向上抬起，大臂内侧面朝向身体前方。呼气时含胸，双肘向前运动，最好使双肘接触。以肩膀为圆心，重复此动作画圈 3～5 次。

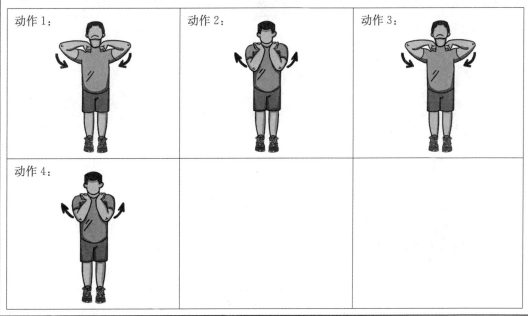

组长："接下来对照课件、视频我来给大家讲解一下'坐位膝关节屈伸'和'坐位自重直腿抬高'两个动作要领。"

坐位膝关节屈伸

动作要领：坐位，挺直腰背，目视前方，双手交叉环抱置于胸前，双脚与肩同宽，膝关节屈曲90°。将一侧腿缓慢伸直，并在伸直位保持3~5秒，再慢慢恢复至原来位置。另一侧腿重复该动作。平衡功能较差者双手放于两膝完成此动作。

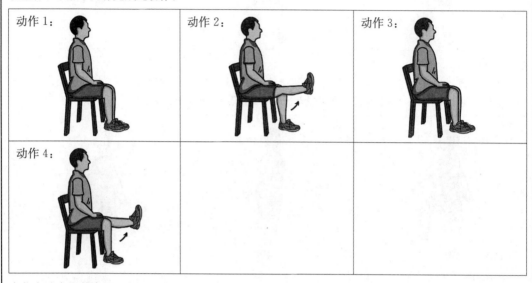

坐位自重直腿抬高

动作要领：坐位，挺直腰背，目视前方，双手交叉环抱置于胸前，双脚与肩同宽，两腿伸直。将一侧腿抬离地面约30厘米，此过程腿部保持伸直状态，缓慢匀速进行，然后在最高处维持3~5秒，再慢慢恢复至原来位置。另一侧腿重复该动作。平衡功能较差者可将双手放于两膝完成此动作。

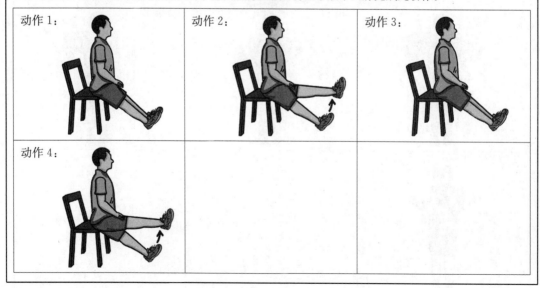

活动4：制订一周行动计划(15分钟)

1. 组长引导语

组长："现在我们要制订本周的行动计划。这是我们每周都会做的。行动计划是自己想做的事情、预计本周能完成的，是具体的行为，必须能回答做什么、做多少、什么时间做、每周做多少天、完成计划的信心。现在请大家结合今天所学的运动锻炼来制订周行动计划。"

2. 组长行动计划示范

组长问副组长本周的行动计划是什么，副组长讲出他的行动计划，接着组长问副组长完成全部计划的自信心有多强。

3. 小组成员结对制订行动计划

请结伴同行的组员，每一组像组长和副组长示范的那样，利用3分钟制订周行动计划，并建议把周行动计划写下来。

4. 组员交流行动计划

组长请一位自愿的组员报告他的行动计划，然后从他的左边或右边开始请其他组员逐一报告。组员报告时，组长留心听(做什么、做多少、什么时间做、每周做多少天、信心)，如有遗漏，组长可及时给予意见及提示。

活动5：总结(5分钟)

1. 组长和组员一起进行本次活动的回顾

组长(回顾时可以问一下组员，做一些补充)："今天的活动基本结束，请大家共同回顾一下今天活动的主要内容。首先我们学习了解决问题的步骤，即认清问题所在，列出可以解决问题的方法，选择一个方法试行，评估方法的成效，如果方法无效，换另一个方法。然后我们共同了解了生活中常见的防跌倒辅助工具以及如何选择和使用这些工具。此外我们还学习了2个平衡功能锻炼的运动方法。最后我们讲解了行动计划，大家也制订了自己一周的行动计划，希望大家每天记下自己行动计划的进度，预备在下周小组活动中报告。下周我们的活动内容是学习与跌倒相关药物使用和老年人管理用药的原则。非常感谢各位组员今天的参与，我们将会在未来几天跟你们联系，以便了解行动计划完成情况和解答疑问，也希望我们结成对子的组员互相提醒和督促，努力完成我们制订的一周行动计划。谢谢！"

2. 收回姓名卡

3. 解答组员提问

组长多留10分钟，回答组员的提问并收拾房间。

注意事项：组长应在未来一周通过电话或其他方式(例如建立微信群)联络组员以了解他们的行动计划的执行情况。谈话内容宜简洁。

组长:"你好,我是预防跌倒自我管理课程组长,你这周的行动计划进行得怎样了?"

组员:"我这个星期的行动计划是预备一周里进行5天的平衡功能锻炼的练习,每天半个小时。我有1天已经做了,后面还有4天要坚持。"

组长指导组员如何坚持,并鼓励组员完成行动计划。

第七次小组活动

活动目的	• 了解与跌倒相关药物使用和老年人管理用药的原则 • 了解跌倒恐惧和如何应对跌倒恐惧 • 学会2个平衡功能锻炼方法 • 制订一周行动计划
所需材料	• 姓名卡、签到表、活动记录表 • 黑板/白板、水笔、粉笔、笔擦 • 电脑、屏幕、音响、运动锻炼视频、课程参考课件
活动安排、时间分配	• 活动1:反馈上周行动计划完成情况/解决问题(15分钟) • 活动2:了解与跌倒相关药物使用和老年人管理用药的原则(15分钟) • 活动3:学习克服跌倒恐惧的方法(15分钟) • 活动4:学会2个平衡功能锻炼方法(20分钟) • 活动5:制订一周行动计划(15分钟) • 活动6:总结(5分钟)

活动1:反馈上周行动计划完成情况/解决问题(15分钟)

1. 分发姓名卡,安排座位

2. 组长开场白

组长:"大家好,欢迎继续参与这次小组活动,首先我们汇报一下上星期制订的行动计划完成情况,每个组员都有机会分享完成行动计划的经验。首先由副组长汇报。"

3. 副组长示范

副组长报告自己的行动计划完成情况,为组员示范如何简短报告。

4. 组员交流

组长:"刚才听完了副组长的示范,现在听听大家汇报行动计划。汇报的时候大家首先介绍自己上周的行动计划是什么,完成了多少。"

先请一位自愿的组员开始,然后轮流汇报(或者指定一位组员,然后按一定的顺序逐个汇报)。副组长记录组员完成情况。

5. 解决问题

帮助未完成行动计划的组员解决问题。

活动2:了解与跌倒相关药物使用和老年人管理用药的原则(15 分钟)

组长:"前几次课程我们了解到好多原因都会增加老年人的跌倒风险,而药物是其中非常重要的可以控制的危险因素。老年人往往合并多种疾病,多病共存,会同时使用多种药物。所以今天我们来学习一下哪些常见的药物容易引起老年人跌倒。首先,想问问大家记不记得自己常吃的药物名称和服药剂量。"

选几名记得清自己日常服用药物的老年人回答,副组长在白板上记录下药物名称和剂量。

药物分类以及引发跌倒原因

1. 抗精神类、抗抑郁类、镇静催眠、抗癫痫等作用于神经肌肉系统药物会引起低血压、眩晕、反应迟钝、步态不稳等,增加跌倒风险。
2. 降糖药会引起一定程度的平衡紊乱、低血糖,增加跌倒风险。
3. 降压药、地高辛等作用于心血管系统药物会引起头晕、血压过低、心律失常等,增加跌倒风险。
4. 泻药、PPI 等作用于消化系统药物会引起胃肠紊乱、步速加快、步态障碍等,超出行走能力范围,诱发跌倒。
5. 利尿剂等药物会引起直立性低血压、低钾血症、疲乏无力等,容易引起跌倒。
6. 氨基糖苷类等抗菌药会通过干扰前庭正常功能从而增加跌倒的风险。

此外,多药种、高药量、不规律用药会大大增加跌倒风险。

组长:"大家现在知道了药物对跌倒的影响,但是大多数老年人或多或少已经患有一些需要长期服用药物的疾病,那么我们该如何用药以防跌倒呢?"

如何正确用药谨防跌倒?

首要原则:(1) 自主性;(2) 谨遵医嘱。
1. 多药并服,应由开具处方的医生决定:去医院就诊或去药店购买药物时,应主动告知医师、药师自己目前所患疾病以及服用药物,避免同种药物重复服用或叠加多种易跌倒药物。
2. 服药后休息:不同药物服用后,引发跌倒的副作用起效时间不同,因此最好在床上服药或服药后休息 1 小时左右,若需要动作,切记动作缓慢且旁边最好有维持平衡的器具或扶手。
3. 主动关注:了解自己所使用的全部药物,请医生检查确定哪些药物或交互作用会增加跌倒风险,请医生改变或减少用药种类、剂量,将副作用记录下来。
4. 谨遵医嘱:记住自己吃的药,不乱吃药,不病急乱投医,不随便混用药物。

活动3:学习克服跌倒恐惧的方法(15 分钟)

组长:"相信大家多多少少都跌倒过,年轻时跌一下疼一会儿。但当我们年纪大了之后,好像越跌越怕了。有没有组员愿意主动分享自己为什么害怕跌倒呢?"

副组长在白板上提纲挈领记录害怕跌倒的原因。总结有以下几点:① 疼痛,② 经济,③ 怕麻烦家人,④ 对自己失望,⑤ 怕被家人嫌弃。

恐惧心理与跌倒

1. 对跌倒的恐惧心理带来的不良后果:越跌越怕—越怕越不动—越不动,身体机能、身体素质越差—越容易跌倒,跌倒引发的疾病后果越严重。
2. 如何克服恐惧心理:

(1) 正确面对害怕跌倒的原因。生病受伤带来的疼痛和医疗费用是很正常的,摆正对衰老的认知,老年人不应与自己年轻时身体素质对比,学会接受、顺应身体变化。此外,家人之所以是家人,就是因为有着互相扶持、毫无怨言的爱,学会换位思考,不必过多思虑。要想没有这些烦恼,最好的办法就是主动学习预防跌倒,防患于未然。

(2) 积极实践,主动学习。通过自我管理小组、医院、官方的传媒途径,学习科学的防跌倒相关知识,学会识别风险、主动规避,根据自己身体能力适当运动,强化身体机能,改善平衡能力和肌肉耐力等。

(3) 调整心态,积极沟通。和自我管理小组成员、亲人、朋友诉说自己的担忧,主动寻求解开心结的方法,杜绝自己吓自己的情况。

活动 4:学会 2 个平衡功能锻炼方法(20 分钟)

组长:"上节课我们学习了'坐位膝关节屈伸'和'坐位自重直腿抬高'2 个平衡功能锻炼方法。本节课我们将学习'站立位髋关节屈伸'和'站立位踝关节屈伸'两个动作。首先我们进行热身运动。"

热身运动

运动前进行热身运动可以调节体内血液循环以及新陈代谢的速度,从而提高肌肉以及韧带的温度,帮助机体僵硬的肌肉得到放松,减少肌肉、韧带、肌腱等软组织的黏滞性,加大其弹性及伸展性,促进滑囊以及关节滑囊分泌滑液,从而保护关节的软骨,防止内部出现磨损,减少运动损伤。根据身体条件选择弓步转体、胯下击掌、原地踏步和搭肩画圈等常规热身活动。各项活动左右各 30 秒一组,各做 2 组。热身时间不少于 5 分钟。

1. 弓步转体

动作要领:双脚并拢,自然站立。向前迈一侧腿呈弓步,后腿与前腿朝同一方向。上肢前平举,平行于地面,掌心相对,身体转向后腿一侧。该过程中打开手臂与身体运动方向一致,在终末处保持 5～10 秒,然后慢慢恢复至起始状态。再交换至对侧进行转体。

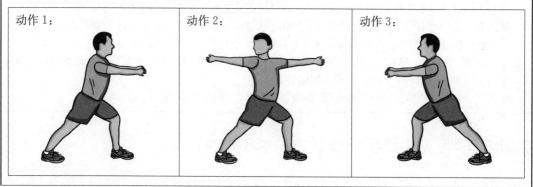

动作 4：

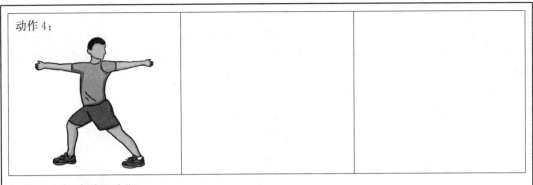

2. 胯下击掌（高抬腿动作）

动作要领：身体挺直，身体重心微向前倾，上肢侧平举。大腿向前上摆至水平，上肢摆动至大腿下方进行击掌，双侧交替重复此动作 5~10 次。

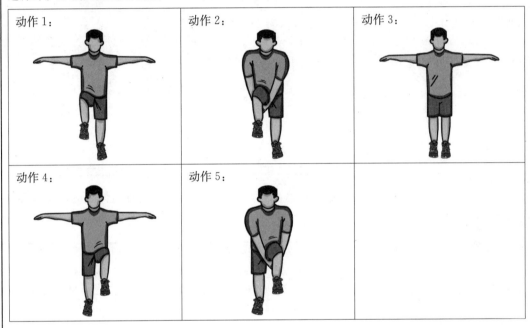

3. 原地踏步

动作要领：老人处于直立位，收紧腹部，双腿交替弯膝抬腿，手臂自然摆动，保持自然呼吸。该过程中注意保持平衡，尽可能将大腿抬起。平衡功能较差者，可用椅子辅助完成此动作。重复踏步 30~60 秒。

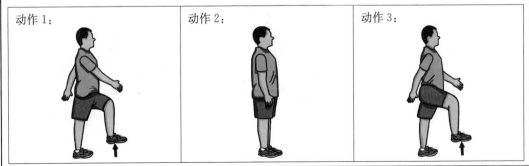

续表

4. 搭肩画圈

　　动作要领：老人位于直立位，肩部放松，抬起双肘，将双手指尖搭放在肩头。吸气时，抬头，双肘向上抬起，大臂内侧面朝向身体前方。呼气时含胸，双肘向前运动，最好使双肘接触。以肩膀为圆心，重复此动作画圈3~5次。

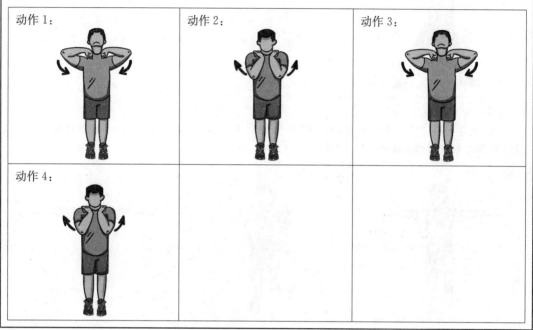

　　组长："接下来对照课件、视频我来给大家讲解一下'站立位髋关节屈伸'和'站立位踝关节屈伸'两个动作要领。"

站立位髋关节屈伸

　　动作要领：于椅子后站立位，挺直腰背，双脚垂直于地面，双手扶持于椅背保持平衡。将一侧腿向后伸展，抬离地面，此过程腿部保持伸直状态，缓慢匀速进行，然后在最高处维持3~5秒，再慢慢恢复至原来位置。另一侧腿重复该动作。功能较好者，可以在此过程中进行膝关节屈曲，达到更好的训练效果。

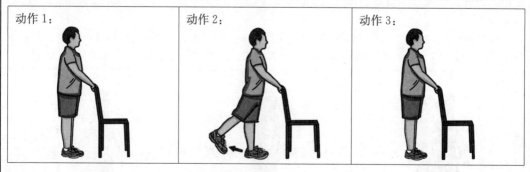

续表

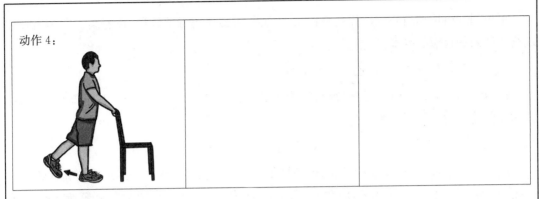

站立位踝关节屈伸

动作要领：于椅子后站立位，挺直腰背，双脚垂直于地面，双手扶持于椅背保持平衡。缓慢抬膝，跷起脚后跟，并在最高处保持 3～5 秒，再恢复至原来位置。然后缓慢抬膝，勾起脚背，同样在最高处维持 3～5 秒后恢复至原来位置。

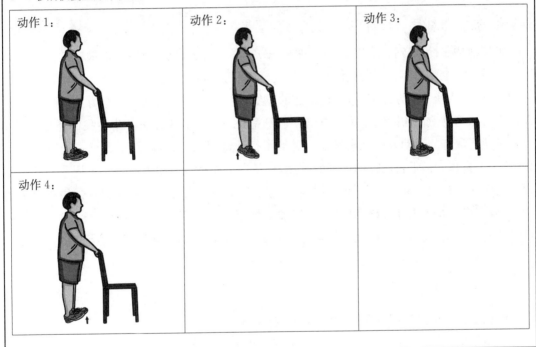

活动 5：制订一周行动计划（15 分钟）

1. 组长引导语

组长："现在我们要制订本周的行动计划。这是我们每周都会做的。行动计划是自己想做的事情、预计本周能完成的，是具体的行为，必须能回答做什么、做多少、什么时间做、每周做多少天、完成计划的信心。现在请大家结合今天所学的运动锻炼来制订周行动计划。"

2. 组长行动计划示范

组长问副组长本周的行动计划是什么,副组长讲出他的行动计划,接着组长问副组长完成全部计划的自信心有多强。

3. 小组成员结对制订行动计划

请结伴同行的组员,每一组像组长和副组长示范的那样,利用3分钟制订周行动计划,并建议把周行动计划写下来。

4. 组员交流行动计划

组长请一位自愿的组员报告他的行动计划,然后从他的左边或右边开始请其他组员逐一报告。组员报告时,组长留心听(做什么、做多少、什么时间做、每周做多少天、信心),如有遗漏,组长可及时给予意见及提示。

活动6:总结(5分钟)

1. 组长和组员一起进行本次活动的回顾

组长(回顾时可以问一下组员,做一些补充):"今天的活动基本结束,请大家共同回顾一下今天活动的主要内容。首先我们学习了解决问题的步骤,即认清问题所在,列出可以解决问题的方法,选择一个方法试行,评估方法的成效,如果方法无效,换另一个方法。然后我们共同学习了药物使用与跌倒相关知识以及学习克服跌倒恐惧的方法。此外我们还学习了2个平衡功能锻炼的运动方法。最后我们讲解了行动计划,大家也制订了自己一周的行动计划,希望大家每天记下自己行动计划的进度,预备在下周小组活动中报告。下周我们的活动内容是建立防跌倒日常生活习惯以及复习以往的所有学习内容。非常感谢各位组员今天的参与,我们将会在未来几天跟你们联系,以便了解行动计划完成情况和解答疑问,也希望我们结成对子的组员互相提醒和督促,努力完成我们制订的一周行动计划。谢谢!"

2. 收回姓名卡

3. 解答组员提问

组长多留10分钟,回答组员的提问并收拾房间。

注意事项:组长应在未来一周通过电话或其他方式(例如建立微信群)联络组员以了解他们的行动计划的执行情况。谈话内容宜简洁。

组长:"你好,我是预防跌倒自我管理课程组长,你这周的行动计划进行得怎样了?"

组员:"我这个星期的行动计划是预备一周里进行5天的平衡功能锻炼的练习,每天半个小时。我有1天已经做了,后面还有4天要坚持。"

组长指导组员如何坚持,并鼓励组员完成行动计划。

第八次小组活动

活动目的	• 建立防跌倒日常生活习惯 • 复习学过的所有知识点 • 复习学过的所有运动锻炼方法 • 制订一周行动计划
所需材料	• 姓名卡、签到表、活动记录表 • 适量的白纸和铅笔 • 黑板/白板、水笔、粉笔、笔擦 • 电脑、屏幕、音响、运动锻炼视频、课程参考课件
活动安排、时间分配	• 活动1:反馈上周行动计划完成情况/解决问题(15分钟) • 活动2:建立防跌倒日常生活习惯(30分钟) • 活动3:复习运动锻炼方法(20分钟) • 活动4:制订一周行动计划(15分钟) • 活动5:总结(5分钟)

活动1:反馈上周行动计划完成情况/解决问题(15分钟)

1. 分发姓名卡,安排座位

2. 组长开场白

组长:"大家好,欢迎继续参与这次小组活动,首先我们汇报一下上星期制订的行动计划完成情况,每个组员都有机会分享完成行动计划的经验。首先由副组长汇报。"

3. 副组长示范

副组长报告自己的行动计划完成情况,为组员示范如何简短报告。

4. 组员交流

组长:"刚才听完了副组长的示范,现在听听大家汇报行动计划。汇报的时候大家首先介绍自己上周的行动计划是什么,完成了多少。"

先请一位自愿的组员开始,然后轮流汇报(或者指定一位组员,然后按一定的顺序逐个汇报)。副组长记录组员完成情况。

5. 解决问题

帮助未完成行动计划的组员解决问题。

活动2：建立防跌倒日常生活习惯（30分钟）

组长："衰老是正常的生理过程，会导致人体生理功能和形态发生改变，这是每个人都会经历的人体自然规律，我们应该以积极的心态接受和逐渐适应这一自然过程，并根据身体的情况主动调整自己的行为习惯。日常生活中放慢速度，不要着急转身、站起、开房门、接电话、去卫生间等；行动能力下降者应主动使用辅助器具；不站立穿裤，不登高取物，不进行激烈的运动。下面我们来学习一下预防跌倒的生活习惯有哪些。"

预防跌倒十大生活习惯

1. 跌倒评估：自我评估、前往医疗机构评估。
2. 坚持参加规律的体育锻炼如太极拳、散步等，以增强肌肉力量、柔韧性、协调性、平衡能力、步态稳定性和灵活性，从而减少跌倒的发生。
3. 关注健康，合理用药：按医嘱正确服药，不乱用药、改药；定期体检，积极治疗疾病，有效控制易致跌倒的相关疾病。
4. 选择适当的辅助工具，使用合适长度、顶部面积较大的拐杖，放在触手可及的位置，质量要好，重量不大，足够结实稳固。
5. 环境改善：将居家环境的构造、照明、地面等改造为安全的适老化居家环境；关注并规避室外跌倒危险因素，注意紧急时哪里可以获得帮助等。
6. 衣着适宜：衣服要舒适，穿合身宽松的衣服，裤腿长短适宜，走路不插兜；鞋子大小要合适，鞋底要防滑，鞋跟不宜高，鞋带不易散。
7. 经常使用的东西放在伸手可拿到的位置，不要登高取物；屋内多合理放置凳子、椅子，如玄关换鞋处。
8. 佩戴合适的眼镜或助听器，出门使用助行购物车，恶劣天气少出门。
9. 加强膳食营养，营养均衡饮食，根据自身情况适当补充维生素D和钙剂。
10. 养成好的生活方式：戒烟限酒，避免走过陡的楼梯台阶，避免去人多及湿滑的地方等。

组长："针对上面的第10条'养成好的生活方式'，大家可以讨论一下生活中还有哪些好的生活方式可以避免我们发生跌倒。"

请3～5名组员轮流发言。

副组长将组员回答的要点记录在白板上。

活动3：复习运动锻炼方法（20分钟）

通过播放教学视频、组长辅以指导来复习所学过的平衡功能锻炼动作。

活动4：制订一周行动计划（15分钟）

1. 组长引导语

组长："现在我们要制订本周的行动计划。这是我们每周都会做的。行动计划是自己想做的事情、预计本周能完成的，是具体的行为，必须能回答做什么、做多少、什么时间做、每周做多少天、完成计划的信心。现在请大家结合今天所学的运动锻炼来制订周行动计划。"

2. 组长行动计划示范

组长问副组长本周的行动计划是什么,副组长讲出他的行动计划,接着组长问副组长完成全部计划的自信心有多强。

3. 小组成员结对制订行动计划

请结伴同行的组员,每一组像组长和副组长示范的那样,利用3分钟制订周行动计划,并建议把周行动计划写下来。

4. 组员交流行动计划

组长请一位自愿的组员报告他的行动计划,然后从他的左边或右边开始请其他组员逐一报告。组员报告时,组长留心听(做什么、做多少、什么时间做、每周做多少天、信心),如有遗漏,组长可及时给予意见及提示。

活动5:总结(5分钟)

1. 组长和组员一起进行本次活动的回顾

组长(回顾时可以问一下组员,做一些补充):"今天的活动基本结束,请大家共同回顾一下今天活动的主要内容。首先我们学习了解决问题的步骤,即认清问题所在,列出可以解决问题的方法,选择一个方法试行,评估方法的成效,如果方法无效,换另一个方法。然后我们共同学习了日常生活中防跌倒的一些生活行为习惯。此外我们还针对之前学习的平衡功能锻炼的运动方法进行了复习。最后我们讲解了行动计划,大家也制订了自己一周的行动计划,希望大家每天记下自己行动计划的进度,预备在下周小组活动中报告。下周我们的活动内容是学习一旦自己发生跌倒或者看到其他老年人发生跌倒时该怎么做。非常感谢各位组员今天的参与,我们将会在未来几天跟你们联系,以便了解行动计划完成情况和解答疑问,也希望我们结成对子的组员互相提醒和督促,努力完成我们制订的一周行动计划。谢谢!"

2. 收回姓名卡

3. 解答组员提问

组长多留10分钟,回答组员的提问并收拾房间。

注意事项:组长应在未来一周通过电话或其他方式(例如建立微信群)联络组员以了解他们的行动计划的执行情况。谈话内容宜简洁。

组长:"你好,我是预防跌倒自我管理课程组长,你这周的行动计划进行得怎样了?"

组员:"我这个星期的行动计划是预备一周里进行5天的平衡功能锻炼的练习,每天半个小时。我有1天已经做了,后面还有4天要坚持。"

组长指导组员如何坚持,并鼓励组员完成行动计划。

第九次小组活动

活动目的	• 了解跌倒后的处置方法 • 复习学过的所有知识点 • 复习学过的所有运动锻炼方法 • 制订一周行动计划
所需材料	• 姓名卡、签到表、活动记录表 • 黑板/白板、水笔、粉笔、笔擦 • 电脑、屏幕、音响、运动锻炼视频、课程参考课件
活动安排、 时间分配	• 活动1:反馈上周行动计划完成情况/解决问题(15分钟) • 活动2:了解跌倒后的处置方法(20分钟) • 活动3:复习运动锻炼方法(20分钟) • 活动4:制订一周行动计划(15分钟) • 活动5:总结(5分钟)

活动1:反馈上周行动计划完成情况/解决问题(15分钟)

1. 分发姓名卡,安排座位

2. 组长开场白

组长:"大家好,欢迎继续参与这次小组活动,首先我们汇报一下上星期制订的行动计划完成情况,每个组员都有机会分享完成行动计划的经验。首先由副组长汇报。"

3. 副组长示范

副组长报告自己的行动计划完成情况,为组员示范如何简短报告。

4. 组员交流

组长:"刚才听完了副组长的示范,现在听听大家汇报行动计划。汇报的时候大家首先介绍自己上周的行动计划是什么,完成了多少。"

先请一位自愿的组员开始,然后轮流汇报(或者指定一位组员,然后按一定的顺序逐个汇报)。副组长记录组员完成情况。

5. 解决问题

帮助未完成行动计划的组员解决问题。

活动2:了解跌倒后的处置方法(20分钟)

组长:"前几次课程我们学习了跌倒的危害,它可以造成髋关节骨折、硬膜下血肿等,严重影响老年人的生活质量。一旦我们发生了意外跌倒,及时进行正确处理非常关键。我们应该怎么处理呢?下面教大家发生跌倒后的紧急处置方法。"

1. 老人自己一个人,跌倒后清醒状态下需要自救:保持冷静,不要着急起身,先轻微活动身体,看看有没有受伤。
(1) 如果发现自己的身体没有问题,可以尝试站起来。尽量通过弯曲双腿翻转身体,变换为俯卧位,借助膝盖、双手起来,或抓握其他牢固的东西站起。休息片刻,待恢复体力后根据情况决定是否需要向他人寻求帮助。

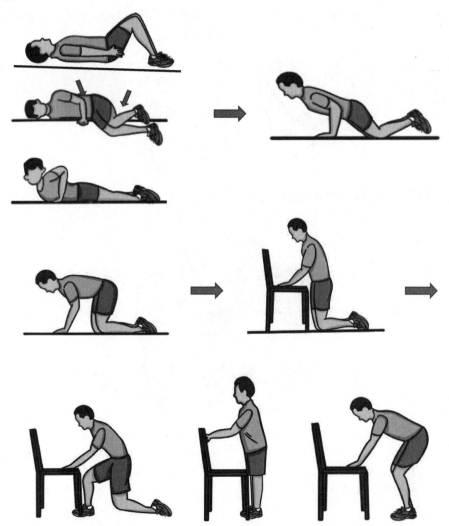

(2) 如果感觉体力不支或受伤,无法支撑自己站起来,请尝试保持一个比较舒适的体位,然后打电话、高声呼救或屈膝翻身、爬行去寻求帮助。

续表

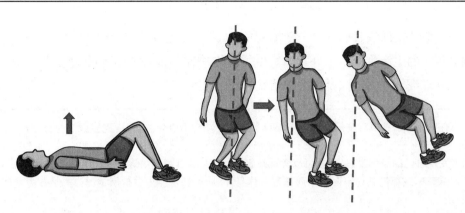

(3) 有伤口出血需要立即止血时,多采用压迫止血方式。有肢体畸形、不能活动或活动后疼痛剧烈的情况时,很可能是发生了骨折或脱位,此时不要随意移动或用力,以免加重病情。

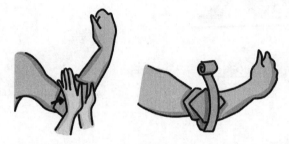

2. 当发生跌倒旁边有人时,紧急处理以旁人施救为主:发现老人跌倒后不要急于扶起,要分清情况,区别处理。也不要轻易搬动、摇晃或试图唤醒跌倒者,避免加重损伤。

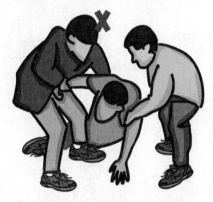

(1) 如果跌倒后意识不清:请立即拨打急救电话,并做适当的紧急处理。先把老人平移到安全的环境中。若出现呼吸、心跳停止,请立即实施心肺复苏;若有明显外伤出血,应立即压迫止血、包扎伤口;若伴有抽搐,请在老人牙间垫上硬物,防止咬伤舌头;若老人口内有呕吐物,可动作轻缓地将老人头部偏向一侧,清理口鼻腔的呕吐物,以防误吸导致窒息。

续表

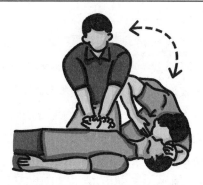

(2) 如果老人跌倒后意识清楚:旁人应安慰老人,仔细询问老人受伤时的具体经过及现在的不适,观察受伤部位有无出血,查看老人的躯干和四肢,初步判断有无骨折。根据情况进行紧急施救,并及时拨打急救电话等待救援。

活动 3:复习运动锻炼方法(20 分钟)

通过播放教学视频、组长辅以指导来复习所学过的平衡功能锻炼动作。

活动 4:制订一周行动计划(15 分钟)

1. 组长引导语

组长:"现在我们要制订本周的行动计划。这是我们每周都会做的。行动计划是自己想做的事情,预计本周能完成的,是具体的行为,必须能回答做什么、做多少、什么时间做、每周做多少天、完成计划的信心。现在请大家结合今天所学的运动锻炼来制订周行动计划。"

2. 组长行动计划示范

组长问副组长本周的行动计划是什么,副组长讲出他的行动计划,接着组长问副组长完成全部计划的自信心有多强。

3. 小组成员结对制订行动计划

请结伴同行的组员,每一组像组长和副组长示范的那样,利用 3 分钟制订周行动计划,并建议把周行动计划写下来。

4. 组员交流行动计划

组长请一位自愿的组员报告他的行动计划,然后从他的左边或右边开始请其他组员逐一报告。组员报告时,组长留心听(做什么、做多少、什么时间做、每周做多少天、信心),如有遗漏,组长可及时给予意见及提示。

活动 5：总结（5 分钟）

1. 组长和组员一起进行本次活动的回顾

组长（回顾时可以问一下组员，做一些补充）："今天的活动基本结束，请大家共同回顾一下今天活动的主要内容。首先我们学习了解决问题的步骤，即认清问题所在，列出可以解决问题的方法，选择一个方法试行，评估方法的成效，如果方法无效，换另一个方法。然后我们共同学习了跌倒后的处置方法。此外我们还针对之前学习的平衡功能锻炼的运动方法进行了复习。最后我们讲解了行动计划，大家也制订了自己一周的行动计划，希望大家每天记下自己行动计划的进度，预备在下周小组活动中报告。下周是我们预防老年人跌倒自我管理小组活动的最后一次课，希望大家不要缺课，都能来参加，给自己的防跌倒课程学习画上圆满的句号。非常感谢各位组员今天的参与，我们将会在未来几天跟你们联系，以便了解行动计划完成情况和解答疑问，也希望我们结成对子的组员互相提醒和督促，努力完成我们制订的一周行动计划。谢谢！"

2. 收回姓名卡

3. 解答组员提问

组长多留 10 分钟，回答组员的提问并收拾房间。

注意事项：组长应在未来一周通过电话或其他方式（例如建立微信群）联络组员以了解他们的行动计划的执行情况。谈话内容宜简洁。

组长："你好，我是预防跌倒自我管理课程组长，你这周的行动计划进行得怎样了？"

组员："我这个星期的行动计划是预备一周里进行 5 天的平衡功能锻炼的练习，每天半个小时。我有 1 天已经做了，后面还有 4 天要坚持。"

组长指导组员如何坚持，并鼓励组员完成行动计划。

第十次小组活动

活动目的	• 复习学过的所有知识点 • 复习学过的所有运动锻炼方法 • 制订长期行动计划

续表

所需材料	• 姓名卡、签到表、活动记录表 • 黑板/白板、水笔、粉笔、笔擦 • 适量的白纸和铅笔 • 电脑、屏幕、音响、运动锻炼视频、课程参考课件 • 结业证书
活动安排、 时间分配	• 活动1:反馈上周行动计划完成情况/解决问题(15分钟) • 活动2:复习跌倒预防知识技能(15分钟) • 活动3:复习运动锻炼方法(15分钟) • 活动4:制订长期行动计划(15分钟) • 活动5:分享收获,展望未来(15分钟)

活动1:反馈上周行动计划完成情况/解决问题(15分钟)

1. 分发姓名卡,安排座位

2. 组长开场白

组长:"大家好,欢迎继续参与这次小组活动,首先我们汇报一下上星期制订的行动计划完成情况,每个组员都有机会分享完成行动计划的经验。首先由副组长汇报。"

3. 副组长示范

副组长报告自己的行动计划完成情况,为组员示范如何简短报告。

4. 组员交流

组长:"刚才听完了副组长的示范,现在听听大家汇报行动计划。汇报的时候大家首先介绍自己上周的行动计划是什么,完成了多少。"

先请一位自愿的组员开始,然后轮流汇报(或者指定一位组员,然后按一定的顺序逐个汇报)。副组长记录组员完成情况。

5. 解决问题

帮助未完成行动计划的组员解决问题。

活动2:复习跌倒预防知识技能(15分钟)

组长通过播放前9次课程相关课件内容、引领回忆、提问互动等形式带领组员复习知识点。

组长:"在过去的2~3个月时间里,我们就预防老年人跌倒的自我管理进行了9次学习,很多组员都能克服困难积极地参加小组活动,系统地学习了预防老年人跌倒的知识和技能。下面请大家结合之前所学,介绍一下自己是如何开展预防老年人跌倒的自我管理的。

可以从改变家庭环境、识别家庭外环境的跌倒危险因素、了解增加跌倒风险的相关疾病以及养成防跌倒日常行为习惯等方面来综合讨论。"

请 3~5 名组员轮流发言,副组长进行记录,组长进行补充和总结。

预防老年人跌倒自我管理技能包括:

1. 了解老年人跌倒的危害。
2. 学会识别老年人跌倒的危险因素和如何预防。
3. 了解与跌倒相关的疾病,积极地预防和治疗与跌倒相关的疾病。
4. 了解与跌倒相关的辅助工具以及如何正确选择和使用。
5. 了解与跌倒相关的药物及如何安全用药。
6. 建立防跌倒的日常行为习惯。
7. 了解跌倒后的紧急处理方法。
8. 进行平衡功能运动锻炼。

活动 3:复习运动锻炼方法(15 分钟)

通过播放教学视频、组长辅以指导来复习所学过的锻炼动作。

活动 4:制订长期行动计划(15 分钟)

1. 组长引导语

组长:"现在我们要制订长期的行动计划。行动计划是自己想做的事情、预计能完成的,是具体的行为,必须能回答做什么、做多少、什么时间做、每周做多少天、完成计划的信心。现在请大家结合所学的知识和运动锻炼方法来制订长期行动计划。"

2. 组长行动计划示范

组长问副组长长期的行动计划是什么,副组长讲出他的行动计划,接着组长问副组长完成全部计划的自信心有多强。

3. 小组成员结对制订行动计划

请结伴同行的组员,每一组像组长和副组长示范的那样,利用 3 分钟制订长期行动计划,并建议把行动计划写下来。

4. 组员交流行动计划

组长请一位自愿的组员报告他的行动计划,然后从他的左边或右边开始请其他组员逐一报告。组员报告时,组长留心听(做什么、做多少、什么时间做、每周做多少天、信心),如有遗漏,组长可及时给予意见及提示。

活动5：分享收获，展望未来（15分钟）

1. 组员分享参加预防老年人跌倒自我管理小组活动的收获和体会

组长："今天是我们预防老年人跌倒自我管理小组活动的最后一次活动。大家参加了10次活动，共同学习了预防老年人跌倒自我管理的知识和技能，一起度过了很多美好快乐的时光，相信每个人都有一些自己的收获和感悟。最后有请每一位组员跟大家一起分享一下10次自我管理小组活动的收获（如所取得的成就、学到的知识和做到的事）、感受和体会，并记录下来。"

2. 组长强调

组长："通过大家的分享，经过大家10次课程的学习和努力，我们看到了成效，看到了同伴们的进步，也感受到了大家对我们工作的认可和对自己预防跌倒的信心，大家真正做到了'我的健康我做主'和'每个人都是自己健康第一责任人'。虽然我们的10次课程已经结束，但是大家认真学习和认真生活的热情和态度不能停，我们建立起的对子和学习小组也会一直在，希望大家能够将健康的生活理念转化为实际行动，自我指导并传播给身边的人，让健康的生活方式融入每个人的生活中。"

3. 进行奖励

全体组员合影留念，并可以颁发结业证书、评选优秀学员等形式对学员进行奖励或者肯定，以激励他们更好地进行预防跌倒的自我管理。

07 | 第七章
预防老年人跌倒自我管理小组案例分享

案例一：分享第一次防跌倒小组活动经验——吴江区

为提升老年人预防跌倒的健康素养水平，推广成熟的老年人跌倒干预措施，不断提高市民对重大疾病的预防与干预能力，努力实现"健康苏州2030"规划目标，根据中国老年人健康素养促进项目预防老年人跌倒工作方案要求，2022年苏州市吴江区加入预防老年人跌倒健康素养促进项目。2019年、2021年吴江区开展了基于社区的预防老年人跌倒健康教育小组活动干预效果研究项目，取得了良好的成效：老年人一年内的跌倒发生率明显下降；组员理念发生转变，防跌倒意识增强，自我锻炼能力得到提升；医务人员与居民信赖关系进一步加深；社区工作人员重大疾病预防与干预能力不断提高。

2022年吴江区开展预防老年人跌倒健康教育小组项目的第三轮活动，同里、菀坪、八坼三个干预社区组建了预防老年人跌倒活动小组，通过小组活动实施干预。期望通过组织社区高危老年人开展防跌倒系列健康教育活动，增强老年人的跌倒预防知识和意识，改变跌倒相关行为，提升老年人的防跌倒能力。在每轮预防老年人跌倒健康教育小组活动中，选择人员居住相对固定、人口流动较少的村/社区进行学员招募。具体经验如下：

一、做好预防老年人健康教育小组项目开课前准备工作

1. 争取领导支持

项目小组活动开展前，争取医院和社区领导的支持，结合相关配套政策，调配工作相关人力物力。菀坪渔业社区工作人员与菀坪卫生院长期保持良好的沟通，菀坪社区已经开展了多轮老年人防跌倒活动。在这次惠民项目开展前，社区工作人员帮助医院工作人员提前筛选了50多人备选，并且主动提供场地以便开展基线调查与以后的健康教育小组活动。渔业社区的工作人员小张还担任了此次项目的联络员小队长。在招募初期，小队长帮忙发动宣传，收集有意向参与者的相关信息，为项目开展提供便利。

2. 组建工作小组

组建一个能力出众又配合默契的工作小组是开展工作的基石。本次同里镇东新社区干预点的讲师由吴江区同里卫生院骨伤科徐主任担任，同为临床医生的赵医生和王医生担任助讲师。该工作小组已经连续三次参加国家老年人跌倒干预项目，是一支配合默契且有较强预防老年人跌倒干预能力的团队。此外，小组成员作为临床医生，具有丰富的临床经验，能够为学员提供相应的预防跌倒服务。

3. 选择活动场地

选择合格的场地,要求场地具备多媒体、音响话筒、投影仪;桌子以圆桌为宜,学员座椅不能带滑轮,四周有可供学员学习运动锻炼平衡操的活动空间;场地内灯光明亮,地面平整,配有空调。渔业社区居住比较密集,社区居委会与居民居住地都比较近。场地选在社区居委会会议室,减少了学员因距离太远而缺勤的现象,同时也减少路上发生意外的可能。

4. 招募活动组员

招募组员有多个途径,可以从社区、企事业单位海选,也可以从某些老年人的固定队伍(老年大学、老年兴趣俱乐部)招募,或者从特定医生门诊病人群体挑选等。

(1) 从社区、企事业单位里海选:选人、筛人、确定最后名单的过程,离不开社区、物业、企事业单位领导的支持与帮助。在活动开展过程中有时也需要这些领导或相关工作人员协助。如果所选社区、物业、企事业单位等不配合,工作就十分难做。

(2) 从某些老年人的固定队伍招募:比如老年舞蹈队、太极拳队、五禽戏队、军棋俱乐部等等。这在一定程度上可以保证学员的素质与文化程度,结伴参加活动也会让活动出勤率相对较高。但是也可能会有在项目开展中途集体退出的风险。

(3) 从特定医生门诊病人群体挑选:比如从作为小组长的骨科医生的病人群体里筛选,可以做到人员稳定、病史清晰,后续服务得以保障。但是该筛选途径时间相对较长,学员的时间、空间安排容易冲突。

注意事项:安抚未进组的人员非常重要,被选择入组可以让入选的学员有一定优越感,但一定不要让未进组的人员产生过多负面情绪,避免影响到入选学员。送一些小礼品是一个不错的选择。

5. 联系发动组员

组员名单确定后,由工作人员电话通知每一个组员,与其沟通第一次开课的时间、地点。同时巧用微信,拓宽渠道,使交流更通畅。与时俱进,利用现代信息手段建立微信交流群,构建良好便利的沟通平台,提前让大家感受到团体的氛围。通过微信及时告知组员相关活动安排,随时解答组员问题,鼓励组员们在微信群里晒自己的作业、晒自己的生活等,并结合电话定期随访、门诊咨询解答等多种形式帮助组员回忆干预内容,加深课程印象,增强组员学习黏性,提高组员的依从性。与组员深入交流,建立医务人员与居民信赖关系。小细节:微信群一定要实名,老年组员不会操作的话,在第一次小组活动期间,由工作小组人员帮忙修改。在第一次防跌倒健康教育小组活动开课前一天,再次电话通知到每个组员。充分调动组员们的积极性,为每个组员配备席位牌,穿统一的文化衫,回答问题奖励小红花贴纸,提供小礼品、水、水果,最后一次课发放毕业证,每个人发一张毕业照(甚至可以每人一本活动集锦相册)等等。遇到不同的意见可以讨论,但要尊重每一个人。要保护每一位组员的隐私,筛查与基线数据、分享的经历、患病情况等隐私信息要保密。

二、精心组织预防老年人跌倒健康教育小组第一次活动

1. 做好课前准备动员

各项目干预组和对照组全体主讲老师均熟悉工作方案和健康教育课程,苏州市吴江区疾控中心根据方案内容制作了详细的时间进程安排表,组织全体项目点工作人员观摩同里东新社区干预组的第一课,为基层工作顺利开展打下坚实的基础。莼坪卫生院工作人员在开课前与学员进行沟通,宣传防跌倒课对跌倒过的居民有切实帮助;在基线调查时,向居民展示前几轮防跌倒的上课照片,分享一些跌倒案例,让大家对防跌倒课有一定的兴趣。在第一次课程上完后,学员纷纷表示愿意继续来上课。

2. 举办一次开学典礼

邀请国家、省、市、区、项目干预单位老师、社区领导等参加第一次防跌倒小组活动现场观摩和指导,让老年学员感受到政府、社区、医疗机构对老年人的关心和重视,调动学员积极性,也为以后基层项目的实施与开展打下良好的群众基础。9月19日莼坪渔业社区第一次开课,院分管领导出席了开班活动,并在事前与渔业社区负责人进行沟通,渔业社区工作人员帮忙逐一打电话确认了来参加的学员。同一天,八圩社区干预点第一课正式开讲,吴江区疾控中心慢病科科长参与观摩指导,两个小组组员出勤率均为100%。

3. 熟练开展首次活动

一是相互认识,形成团队。通过制作席位牌方便讲师与学员相互认识;讲师带头,引导组员轮流进行自我介绍,加深组员印象,形成一个团队,明确共同的目标(学习怎么不跌倒、少跌倒,把跌倒风险降到最低)。深入浅出,拉近距离,让课程更灵活。在小组活动中,建议授课老师们采用普通话与当地家乡话相结合的方式进行授课。当地家乡话介绍此次活动设计的理念和管理制度、学习老年人跌倒危害,让繁复的教材内容与刻板的PPT更易被不同文化基础的学员理解与学习。引导组员讨论跌倒的危险因素、防跌倒的技能,授课老师要善于引导不同类型的组员,适当控制活跃组员,鼓励不活跃组员积极发言,对每一位组员的努力和进步给予鼓励和表扬,同时通过深入浅出的语言拉近与组员的距离。课堂生动活泼,互动精彩。强调学习轻松,每次上课强调今天上课内容很少、很简单,课后作业靠自觉,鼓励认真完成的人,但也绝不严厉批评未完成课后作业的组员。制定更加灵活的目标,不被方案内容所禁锢。二是组织学习2个平衡功能锻炼动作。组长和助手带教,现场指导组员动作,强调动作要领与安全性。打破常规,重整思路,让锻炼更有效。同里卫生院干预组工作人员对课程PPT与教材中平衡功能锻炼动作进行了重新编排并印刷成小册子分发给组员,方便组员阅读和学习预防跌倒相关知识,让锻炼更方便、更有效。当第一次小组活动结束,组员们意犹未尽,带着小礼品、带着老师的表扬、带着老师布置的作业回家后,他们也在期待下一次小组活动的到来。

案例二：分享第十次小组防跌倒小组活动经验——东台市

为切实做好"一老一小"社区健康管理工作，探索较成熟的老年人跌倒干预措施，提升社区老年人预防跌倒健康素养，提高居民健康期望寿命水平，推进"健康东台"建设，东台市在试点开展社区老年人防跌倒自我管理小组活动后，依据中国老年人健康素养促进项目预防老年人跌倒工作方案要求，2022年组织开展了预防老年人跌倒健康素养促进项目。

2022年东台市选择邻近廉贻卫生院的镇中、振北2个村加入预防老年人跌倒健康素养促进项目，招募了居住相对固定、短期流动较少、有一定文化程度、参与活动依从性较高、部分在当地具备领导宣传能力（如退休的村支书、妇联主任、教师）的不同年龄段的老年人参加该项目。通过对参加该项目的社区高危老年人开展10次防跌倒系列健康教育活动，普及老年人的跌倒预防知识，增强老年人防跌倒意识，改变跌倒相关行为；通过一轮家庭环境评估和适老化改造，提醒老年人易跌倒位置和环节，掌握防跌倒技能，减少老年人跌倒的发生。

具体工作做法如下：

一、课前充分准备

充分的课前准备是保证活动顺利进行的基础。活动开始前一天，廉贻卫生院的工作人员通过电话、微信再次通知每一位学员约定的活动时间、地点。活动开始前1小时，圆桌会议室、带有靠背的稳定座椅、空调、投影仪、音响设备、展板等都已经调整就绪，席卡、大字版的资料、笔、水和印有宣传知识的小扇子等都已放到每位学员的座位上。此次活动的内容主要是了解并改变常见跌倒相关日常行为习惯，复习已学过的知识技能和运动锻炼方法以及颁发结业证书。

二、掌握组员习惯

掌握组员跌倒相关行为习惯是活动效果的保障。组长是一位有丰富经验的基层医生，曾担任试点老年人防跌倒小组组长，多次参加省市级培训和经验交流。活动时，组长先带大家分享了上一周行动计划的完成情况。组员争先让老师检查，还有的组员超额完成了行动计划。这个年龄段的老年人，像孩子，像学生，想要做得更好，对合理的行为我们要去表扬，要去认可，对潜在危险的做法，我们要向正确的方向去引导。随后组长用通俗易懂的方言，边解释，边提示，帮助组员回忆自己有没有容易跌倒的行为习惯，对每一个可能会诱发跌倒的行为,都一一提出调整建议。组长和助手作为该辖区的家庭签约医生,对组员生活和疾病情况都非常了解,往往能对特定组员提出个性化的健康教育方法。

三、复习已学技能

复习已学过的知识和行动,是巩固活动效果的必需。随着年龄增长,老年人的记忆和重复能力有所下降。对既往学过的防跌倒知识,组长提问,组员抢答,组长点名,组员回答,像学生上公开课一样互动。回顾运动锻炼方法时,对动作不到位的组员,组长和助手要手把手指导动作要领,组员之间互助教学,不比快,只求稳,安全第一,活动现场气氛温馨且活跃。几轮的学习下来,大家越来越像一个团队。

四、做好项目总结

做好项目总结,可以加深组员对活动的认知。我们的组长,在每一次活动前都与助手、卫生院的慢性病医生、健康教育医生一起协作,提前备课,传统手写稿与现代课件相结合,专业术语与通俗方言相碰撞。他跟组员们既是医患关系,又是邻居朋友。每一个动作的演示,每一遍知识的普及,是组员的财富,也是组长的成长,用他的话说,"人人都是学员,人人都是讲师"。

五、举行结业仪式

举行结业仪式,表明此项活动的正式性。此次结业仪式我们邀请了东台市老龄委、东台市疾控中心、廉贻卫生院相关领导共同为学员颁发结业证书,两个小组31位学员无一缺席。老龄委的领导表示老年健康管理工作不仅仅是一个部门、一个行业的工作,结业仪式也不是工作的结束,而是更多工作的开始。随着结业仪式的进行,大家坐在一起拍合照、话感受、领奖品,每个老年人都笑容满面。

在咨询老年人活动建议时,一些勇于发言的老年人说,"建议以后多办这样的培训,增加培训范围,像八段锦我就很感兴趣,现在在跟网上学","没什么建议,办得真好,我知道了现在人不能吃太好,不能吃太饱,更不能跌倒","我对骨质疏松方面比较感兴趣,我现在就坚持吃钙片和维生素D"。有一些学员不善言辞,但我们在他们《预防老年人跌倒健康教育教程(老年人用书)》的"随便写写"中看到的是"老师讲的通俗易懂,收获大,感受深""感谢国家对老年人的关心重视""训练动作的难度有点增加,但是我能坚持训练,也能尽量做好""我要好好学习动作,也帮助周围人"等等话语,朴素但带有真情实感。

六、后续工作展望

此次健康教育干预活动试点工作为我市老年人健康管理工作开启了新路径,在国家基本公共卫生服务的基础上,培养一批具备预防老年人跌倒基本专业技术能力的健康教育师资队伍,走出去,坐下来,沉下去,才能为东台打造康养基地助力。当然,在做好能力范围内工作的同时,我们争取协同村委、老年办、民政等部门,进一步拓展活动形式,开放医疗平台,适时地为老年人跌倒危险人群提供便捷的诊疗通道、实用的家庭防跌倒工具、安全的社区环境。